实用皮肤性病诊疗学

唐红利　盛　宇　孙丽梅　主编

中国纺织出版社有限公司

图书在版编目（CIP）数据

实用皮肤性病诊疗学 / 唐红利, 盛宇, 孙丽梅主编
. -- 北京：中国纺织出版社有限公司, 2023.9
  ISBN 978-7-5229-1142-7

Ⅰ.①实⋯　Ⅱ.①唐⋯ ②盛⋯ ③孙⋯　Ⅲ.①皮肤病
—诊疗②性病—诊疗　Ⅳ.①R75

中国国家版本馆CIP数据核字（2023）第196520号

责任编辑：傅保娣　　责任校对：高　涵　　责任印制：王艳丽

中国纺织出版社有限公司出版发行
地址：北京市朝阳区百子湾东里A407号楼　邮政编码：100124
销售电话：010—67004422　传真：010—87155801
http://www.c-textilep.com
中国纺织出版社天猫旗舰店
官方微博 http://weibo.com/2119887771
三河市宏盛印务有限公司印刷　各地新华书店经销
2023年9月第1版第1次印刷
开本：787×1092　1/16　印张：10.5
字数：250千字　定价：78.00元

凡购本书，如有缺页、倒页、脱页，由本社图书营销中心调换

编 委 会

主　编　唐红利　盛　宇　孙丽梅

副主编　李　慧　夏丽晔　赵小霞
　　　　　钱佳丽　施　蕾　褚　丹

编　委　(按姓氏笔画排序)
　　　邓德权　东部战区总医院
　　　卢艳美　山东中医药大学第二附属医院
　　　任　芳　东部战区总医院
　　　孙丽梅　哈尔滨医科大学附属第一医院
　　　苏东强　哈尔滨医科大学附属第六医院
　　　李　锦　东部战区总医院
　　　李　慧　佳木斯大学附属第一医院
　　　李双庚　青岛市胶州中心医院
　　　陈先进　烟台毓璜顶医院
　　　林大东　中国人民解放军联勤保障部队第九一〇医院
　　　赵小霞　太原市第九人民医院
　　　胡　婷　粤北人民医院
　　　施　蕾　浙江省平湖市中医院
　　　夏丽晔　河南科技大学第一附属医院
　　　钱佳丽　北京中医医院顺义医院
　　　唐红利　乳山市中医院
　　　黄　荷　南京医科大学第二附属医院
　　　盛　宇　哈尔滨医科大学附属第一医院
　　　董婷婷　山东中医药大学附属医院
　　　程　雪　深圳大学附属华南医院
　　　傅锦程　山东中医药大学附属医院
　　　褚　丹　北部战区总医院
　　　颜文良　东部战区总医院

前　言

　　皮肤性病学是医学的一个重要组成部分，是研究发生在人体皮肤及其与之相连的黏膜疾病和性传播疾病的专门学科。这一学科不仅包括皮肤病学与性病学的专门知识，还包括医学基础学科如解剖学、微生物学、免疫学、病理学、药理学等，以及临床学科如内科学、外科学、美容学等多方面知识。随着医学研究的不断深入，对某些疾病的病因、诊断和治疗又有了许多新的认识，并出现了一些新的诊断技术与治疗方法。鉴于此，我们收集整理相关资料，认真学习研究，并将自己的临床实践经验与体会进行总结，编写了《实用皮肤性病诊疗学》。

　　本书内容丰富实用，以皮肤的基本结构与功能、皮肤病诊断学开篇，然后详细阐述了临床常见皮肤病和性传播疾病的诊疗内容。对疾病的介绍包括流行病学特点、病因、临床表现、实验室检查、诊断与鉴别诊断、治疗、预后及预防等内容。全书内容详尽而不繁杂，方便实用，可供各基层医院的住院医师、主治医师及医学院校皮肤性病专业本科生、研究生参考。

　　本书参编人数较多，文笔不尽一致，且现代科技日新月异，书中不足之处在所难免，望广大读者不吝赐教，使我们得以改进和提高。

编　者
2023 年 9 月

目　录

第一章

皮肤的基本结构与功能

皮肤位于人体表面，是人体的最大器官，其总重量约占体重的16%。皮肤的总面积成人约为1.5 m²，新生儿约为0.21 m²。

第一节　皮肤的基本结构

皮肤由表皮、真皮和皮下组织组成，其内含有丰富的血管、淋巴管、肌肉、神经和皮肤附属器如毛囊、毛发、大小汗腺、皮脂腺及指（趾）甲。皮肤的平均厚度（除皮下组织外）为0.5~4 mm。皮肤的厚薄因年龄和部位而异，成人皮肤较厚，婴幼儿皮肤较薄，掌跖部皮肤最厚，眼睑皮肤最薄。皮肤的颜色因人而异，与种族、性别、部位以及外界环境因素等有密切关系。皮肤表面有许多皮嵴和皮沟，形成皮纹和皮野。皮肤分为无毛皮肤（如唇红、掌跖、乳头、龟头、小阴唇、阴蒂等部位）和有毛皮肤（如躯干和四肢）。皮肤毛发的多少与长短因人和部位有不同。

一、表皮

表皮由外胚层分化而来，属于复层鳞状上皮，主要由角质形成细胞（鳞状细胞）和非角质形成细胞（树枝状细胞）组成。

角质形成细胞是表皮的主要细胞，最终形成角质蛋白。根据角质形成细胞的分化阶段和特点，表皮由内向外依次分为基底层、棘层、颗粒层、透明层和角质层5层，其中透明层仅存在于掌跖部。基底层、棘层与颗粒层3层或基底层与棘层2层又被称为生发层。基底层细胞分裂周期约19日，分裂形成的角质形成细胞由基底层移行至颗粒层最上层约需14日，由颗粒层移行至角质层最外层又需14日，故角质形成细胞由基底层移行至角质层约需28日。通常，表皮由基底层演变成角质层最后脱落所需的时间称为表皮细胞的更替时间或通过时间。

非角质形成细胞有黑素细胞、朗格汉斯细胞和梅克尔（Merkel）细胞。

黑素细胞来源于胚胎期的神经嵴，分散在基底层细胞间和毛基质等处。黑素细胞的功能是形成黑素。朗格汉斯细胞属于单核吞噬细胞系统，来源于骨髓中的前体细胞，主要分布于表皮中上部，也可见于真皮、口腔黏膜、扁桃体、食管、直肠、胸腺和淋巴结等部位，是一种参与多种免疫反应的主要细胞。梅克尔细胞来源于神经嵴，有学者认为是变异的角质形成细胞，主要分布在指（趾）尖、口唇等无毛皮肤和毛囊周围的基底细胞间，有学者认为是一种机械性刺激性感受器。

表皮与其下的真皮层通过基底膜带相连。

二、真皮

真皮由中胚叶产生，位于表皮与皮下组织之间。真皮由外向内分为乳头层和网状层，主要由胶原纤维、弹性纤维、网状纤维和基质等结缔组织和细胞组成。真皮乳头层含有丰富的毛细血管、毛细淋巴管及游离神经末梢。真皮网状层含有较大的血管、淋巴管、神经及皮肤附属器等。真皮中的细胞有成纤维细胞、肥大细胞、巨噬细胞（组织细胞）、少量淋巴细胞、树枝状细胞和朗格汉斯细胞等。

三、皮下组织

皮下组织又称为脂肪组织，位于真皮下方，其下与肌膜等组织相连。脂肪组织呈小叶状结构，小叶间主要为纤维结缔组织，内含血管、淋巴管及神经组织，并有少量毛囊和汗腺。皮下组织的厚薄与性别、年龄、内分泌、营养及部位不同有关。

四、皮肤附属器

皮肤附属器有毛发与毛囊、皮脂腺、汗腺和甲。

1. 毛发与毛囊

毛发与毛囊由角化的表皮细胞构成。毛发分为长毛（头发、须、阴毛、腋毛），短毛（眉毛、睫毛、鼻毛）和毳毛（面、颈、躯干、四肢的毛）。毛发位于皮肤以外的部分称为毛干，由内向外分为髓质、皮质和毛小皮。位于皮肤内的部分为毛根，毛根基底部的肥大部分为毛球，毛球底面向内的凹陷部为毛乳头，内有丰富的血管，为毛球提供营养。毛囊由表皮下降入真皮而成，由内、外两层毛根和纤维鞘组成，毛囊口至皮脂腺开口处称为毛囊漏斗部，皮脂腺开口处至立毛肌附着处称为毛囊峡部。毛发的生长呈周期性，分为生长期（3～10年）、退行期（3～4周）和休止期（3～4个月）。各部位的毛发在不同的时间分散脱落和生长，如正常人头发每日有70～100根头发脱落，同时也有与此相当量的头发再生。不同部位毛发生长时间的长短与其生长周期不同有关。

2. 皮脂腺

皮脂腺是一种产生脂质的器官，由腺泡和导管组成。腺体呈泡状，无腺腔。皮脂腺多位于毛囊与立毛肌之间，导管开口于毛囊漏斗部或直接开口于皮肤表面。皮脂腺分布广泛，除掌跖和指（趾）屈侧外，所有的皮肤均有皮脂腺，但以头皮、面部、胸背上部等处较多。

3. 汗腺

根据结构和功能的不同，将汗腺分为小汗腺和大汗腺。①小汗腺又称为外分泌腺，为单曲管状腺，由腺体（分泌部）和导管（排泄部）组成。腺体盘曲呈球状蟠管位于真皮网状层和皮下组织中。导管较细，开口于皮肤表面（称为汗孔）。小汗腺分布广泛，除唇红部、包皮内侧、龟头、阴蒂、乳头外遍及全身皮肤，以跖和腋部最多，头皮和胸背部次之，下肢尤以小腿最少。②大汗腺又称为顶分泌腺或顶泌汗腺，属于大管状腺体，由分泌部和导管组成。分泌部在脂肪层呈蟠管状，腺腔大。导管在皮脂腺导管的上方，开口于毛囊漏斗部，部分可直接开口于皮肤表面。大汗腺主要分布在腋窝、乳晕、脐周、会阴和肛门周围等。大汗腺于青春期分泌旺盛，所分泌的液体排出后经细菌分解产生臭味，多发生在腋部，又称为腋臭。

4. 甲

指（趾）甲由多层紧密的角化细胞组成，坚韧、富有弹性。甲的外露部分称为甲板，覆盖甲板周围的皮肤称为甲廊，伸入近端皮肤中的部分称为甲根，甲板下的皮肤称为甲床，甲根下的甲床称为甲母质，是甲的生长区。甲的近端有一弧形淡白色区称为甲半月，甲板两侧与甲廊部分形成甲沟。甲生长速度指甲较趾甲快，指甲每日生长约 0.1 mm，趾甲每日生长 0.03 ~ 0.05 mm。甲的颜色等改变与营养、疾病、生活习惯及环境有关。

五、皮肤的血管

皮肤的血管来源于较深的动脉，回流于较深的静脉。除表皮无血管外，真皮和皮下组织中的血管十分丰富，自内向外分为 5 丛。

1. 皮下血管丛

位于皮下组织深部，是皮肤内最大的血管丛，动脉多，分支大而多，主要供给皮下组织的营养。

2. 真皮下血管丛

位于皮下组织上部，供给汗腺、毛乳头和皮脂腺的营养。

3. 真皮中部血管丛

以静脉为多，供给汗管、毛囊和皮脂腺的营养。

4. 乳头下血管丛

位于乳头层下部，具有储血功能。

5. 乳头内血管丛

位于真皮乳头层上部，血管多祥曲，供给真皮乳头及表皮的营养。

皮肤的血管分为动脉（中动脉、小动脉、细动脉）、毛细血管和静脉，静脉多与动脉伴行。动静脉管壁分为内膜、中膜和外膜。毛细血管由单层内皮细胞构成，在真皮层动脉间动脉与静脉吻合，形成特殊结构，其间无毛细血管，称为血管球，是微动脉到微静脉间的血流旁路。血管球在指（趾）末端最多见，主要参与体温调节。

六、皮肤的淋巴管、神经与肌肉

皮肤中有淋巴管网，淋巴管始于真皮乳头层的毛细淋巴管，经后毛细淋巴管汇入深部淋巴管，再经淋巴结入大淋巴管，最后进入全身大循环。

皮肤中有丰富的感觉神经和运动神经，并通过这些神经与中枢神经系统联系，产生各种感觉、支配肌肉活动并完成各种神经反射。

皮肤中的肌肉主要为平滑肌，最常见的是立毛肌，由平滑肌纤维束构成。平滑肌还见于阴囊的肌膜、乳晕和较大的血管壁。

（唐红利）

第二节　皮肤的功能

皮肤的功能除了保持机体器官的完整性外，还具有以下重要的功能。

一、保护与屏障功能

皮肤表皮角质层细胞致密而坚韧，某些部位如掌跖部角质层较厚，加上真皮中的纤维结缔组织和皮下组织对机械性损害有一定的作用。皮肤角质层含水分较少，对低电压电流有一定阻抗能力。皮肤角质层有反射日光的作用，角质层、棘层、基底层和黑素细胞吸收紫外线的作用形成对紫外线辐射等物理性损伤的防护。皮肤的完整性及皮肤表面偏酸性能防止弱酸弱碱等化学性物质对皮肤的损伤。皮肤的完整性还能防止一些微生物的侵入，能防止水分、电解质和营养物质的丢失。

二、感觉功能

正常皮肤通过游离神经末梢、毛囊周围末梢神经网和特殊形状的囊状感受器 3 种感觉神经末梢能传导 6 种基本感觉，即触觉、冷觉、温觉、痛觉、压觉和痒觉。皮肤的感觉分为单一感觉和复合感觉：前者是皮肤内的神经末梢或特殊的囊状感受器接受体内外单一性刺激而引起的，如触觉和温觉等；后者是皮肤内不同的神经末梢或特殊的感受器共同感受的刺激，由大脑综合分析形成的，如干燥、潮湿、平滑、粗糙、坚硬、柔软等。

三、吸收功能

皮肤具有通过表皮角质层细胞、角质层细胞间隙与毛囊和皮脂腺或汗管等附属器吸收外界物质的功能。角质层是皮肤吸收的最重要的途径。皮肤吸收的物质有气体、水分、电解质、维生素 A、维生素 D 等脂溶性物质、动物等油脂类、重金属及其盐、水杨酸等无机酸、有机盐类、皮质类固醇类等。影响皮肤吸收的因素有：①年龄，如婴幼儿和老年人的皮肤吸收功能强于年轻人；②部位，角质层较薄的部位吸收能力强，角质层较厚的部位吸收能力弱，吸收能力由强到弱的部位依次为阴囊、面部、身躯、四肢屈侧、四肢伸侧、手足背、掌跖；③皮肤的完整性，如皮肤破损后吸收强；④被吸收物质的理化性质与浓度，如浓度较高容易吸收；⑤皮肤的水合程度，如不溶于水的药物性软膏经封包后因角层水合则使药物吸收大大增加；⑥外界温度和湿度，温度增高皮肤的吸收增强，湿度增高皮肤的吸收降低。

四、分泌、排泄与体温调节功能

皮肤中的汗腺和皮脂腺可通过分泌和排泄起到润滑皮肤的作用。皮脂腺分泌和排泄的皮脂还能抑制某些细菌和真菌生长。汗液的分泌受精神、温度、运动和（或）饮食等因素的影响，皮脂腺的分泌活动受年龄、性别、精神、营养、饮食、部位、激素水平和（或）季节等因素的影响。此外，皮肤受外界温度和体温的升高与降低、通过调节皮肤血管的扩张与收缩、通过调节汗腺的分泌与排泄等来调节体温，以维持正常体温的作用。

五、代谢功能

1. 糖代谢

皮肤中的糖主要是糖原、葡萄糖和黏多糖，其中葡萄糖的含量约为血糖浓度的 1/2。表皮中含量最高，这是因为皮肤的表皮细胞具有合成糖原的能力。皮肤中的糖除主要提供所需能量外，在一定的范围内可调节血糖浓度。血糖降低时，皮肤中的葡萄糖可进入血液中；血糖升高时，皮肤中的葡萄糖含量增加，以此来维持正常血糖水平。

2. 蛋白质代谢

皮肤中的蛋白质主要有纤维性蛋白和非纤维性蛋白，前者包括角蛋白、胶原蛋白、网状蛋白、张力微丝和弹力蛋白，后者多与黏多糖类物质结合形成黏蛋白或糖蛋白。皮肤中蛋白水解酶在正常情况下参与皮肤细胞内外结构物质的代谢，如细胞内蛋白质的消化以及表皮角化过程中的蛋白质代谢和细胞外胶原纤维的降解等。蛋白水解酶还参与皮肤病发生发展过程中的许多病理生理过程，如皮肤的炎症过程和细胞功能的调节等。

3. 脂类代谢

脂类是脂肪和类脂（磷脂与胆固醇等）及其衍生物的总称。皮肤中的脂类包括皮下脂肪、皮脂腺和表皮质膜。皮下脂肪通过 β 氧化降解提供能量。类脂主要构成生物膜。皮肤中含有 7-脱氢胆固醇，经紫外线照射后可合成维生素 D，可调节钙磷代谢。血液中脂类代谢可致高脂蛋白血症，可使脂质沉积于皮肤内产生病变。皮肤中的花生四烯酸环氧合酶和脂氧合酶可合成前列腺素、白三烯等多种代谢产物，参与皮肤正常细胞分裂与分化的调节和皮肤病变发生发展的病理过程。

4. 水和电解质代谢

皮肤中的水主要存在于真皮。成人皮肤的含水量为体重的 18% ~ 20%。儿童皮肤的含水量较成人更高。女性皮肤中的含水量高于男性。皮肤中的水是细胞生长代谢的必要内环境，对机体水分起调节作用。机体水分减少如脱水时，皮肤中的水可进入血液中补充血容量。皮肤还是排泄水分的重要器官。皮肤是机体电解质的重要储存库之一，主要储存于真皮和皮下组织。氯和钠含量较高主要存在于细胞间液中，钾、钙和镁主要存在于细胞内。此外，还有少量的铜、铁、锌、铝、硫、磷等储存于皮肤内。电解质的主要功能是维持细胞内外的渗透压、容量和调节酸碱平衡，并参与许多物质的合成与代谢。

5. 黑素代谢

正常皮肤的颜色与皮肤的黑素代谢有重要的关系。黑素细胞合成黑素的场所是黑素小体。不同种族的皮肤颜色和不同部位皮肤颜色的差异决定于黑素小体的数目、大小、形状、分布和降解方式。黑素分为真黑素（优黑素）和褐黑素（赤黑素）两种。前者呈黑褐色，不溶于水，通过 5、6-二羟吲哚氧化聚合而成；后者呈黄色或红褐色，溶于碱性溶液，含有氮与硫，由半脱氨酰-S-多巴经过若干中间反应而合成。在黑素合成过程中，促黑激素和角质形成细胞表面表达的碱性纤维细胞生长因子以及雌激素、孕激素、甲状腺激素能促进其合成增加，而黑素细胞刺激激素抑制因子和肾上腺皮质激素可使黑素合成减少。黑素合成后进入角质形成细胞维持皮肤的正常颜色，防止紫外线对皮肤的损伤，参与体内一些氧化还原反应等。黑素的排泄途径一是随表皮生长移行过程中酸性水解酶降解最终随角质层脱落，二是被转移到真皮被噬色素细胞吞噬，进入血液循环分解后从肾脏排出。

六、皮肤的免疫功能

皮肤是一个具有独特免疫功能并参与全身性免疫反应的器官，在非特异性免疫防御和特异性免疫的抗原识别、免疫细胞激活及应答中起重要作用。皮肤的免疫系统由细胞成分和体液成分两部分组成。细胞成分有角质形成细胞、朗格汉斯细胞、巨噬细胞和内皮细胞等。体液成分有抗菌肽、补体成分、免疫球蛋白、细胞因子、纤维蛋白溶酶、花生四烯酸和神经肽等。皮肤免疫系统主要功能如下。

1. 角质形成细胞

表达 MHC-II 类抗原，参与抗原的加工与提呈；产生一系列细胞因子如白介素（IL）-1、IL-8、IL-10、肿瘤坏死因子（TNF）-α、细胞间黏附分子（ICAM）-1 等，并参与局部免疫反应。

2. 朗格汉斯细胞

为表皮内主要的抗原提呈细胞，能摄入处理和提呈抗原，控制淋巴细胞的迁移，并在淋巴细胞的成熟过程中起一定的作用。朗格汉斯细胞参与免疫调节、免疫监视、免疫耐受、皮肤移植物排斥反应和肿瘤免疫等，还参与和控制角质形成细胞的角化过程。

3. 树突状细胞

真皮内树突状细胞包括 CD1c、CD14 和 CD141 阳性细胞等，通过产生 IL-10 等细胞因子起免疫调节功能。

4. 巨噬细胞

处理、调节和提呈抗原，产生和分泌白介素-1、干扰素与补体等，参与免疫反应。巨噬细胞在对外来微生物的非特异性和特异性免疫反应、炎症和创伤愈合中起核心作用。

5. T 细胞

皮肤中的 T 细胞按表面标记分为 CD4 和 CD8 阳性 T 细胞。CD4 主要在真皮内，可进一步分为 Th1 和 Th2 等亚群。CD8 细胞分布于表皮和真皮内。T 细胞通过识别抗原和细菌，活化、增殖并分泌多种细胞因子参与免疫防御。活化的 T 淋巴细胞进入局部淋巴结后，将抗原信息传递给 B 淋巴细胞，使 B 淋巴细胞活化、增殖并产生特异性免疫球蛋白，激活体液免疫反应。

6. 肥大细胞

肥大细胞经免疫性和非免疫性机制活化后释放多种介质如血管活性物质、趋化因子和活性酶等，参与机体的生理或病理反应过程。肥大细胞表面的 IgE Fc 受体与 IgE 结合参与 I 型变态反应发生。

7. 内皮细胞

内皮细胞涉及免疫反应的起始阶段，如某些细胞因子可诱导内皮细胞活化，增加白细胞黏附；与循环抗原、抗体或免疫复合物接触，调节这些物质进入血管外组织；参与细胞因子的合成分泌以及炎症修复等免疫过程。

8. 免疫球蛋白

参与皮肤免疫的主要是免疫球蛋白 A（IgA），通过阻抑黏附、溶解细菌、调理吞噬、中和病毒及中和毒素等作用参与抗感染等免疫反应。

9. 细胞因子

皮肤免疫系统细胞分泌的细胞因子有白介素、干扰素、生长因子、肿瘤坏死因子（TNF）和粒细胞/巨噬细胞克隆刺激因子（GM-CSF）等。这些因子形成复杂的免疫调节网络，在皮肤内的免疫反应、炎症损伤和创伤修复中起着十分重要的作用。

10. 补体

补体通过溶细胞作用、调理作用、清除免疫复合物和介导炎症等机制参与非特异性的防御反应和特异性免疫反应。

（唐红利）

第二章

皮肤病诊断学

第一节　皮肤病的基本症状

认识皮肤病的基本症状是诊断皮肤病的重要依据，它分为自觉症状和皮肤损害。

一、自觉症状

自觉症状是指患者主观感觉到的症状。它是多种多样的，与皮肤病的性质、严重程度及患者个体特异性有关。主要有痒、痛、烧灼、麻木等感觉，其他还有刺痛、异物感，对温度及接触异物的易感性增加或降低。患者存在个体差异，因此对痒和痛等感觉的感受力也不尽相同。例如，带状疱疹在小儿中不一定产生痛感，而在老年人甚至可有后遗神经痛；同一种瘙痒的疾病，由于敏感度不同，在不同人可引起不同程度的痒感。许多皮肤病的自觉症状常具有特异性，包括感觉的性质，发生的时间、程度、持续时间等方面，掌握这些，有助于作出正确的诊断。

二、皮肤损害

皮肤损害又称皮疹，是指可以被他人用视觉或触觉检查出来的皮肤黏膜上所呈现的病变。熟悉各种损害的形态、光泽、色调、硬度、排列和分布等，再结合其他症状和检查结果，则大多数皮肤病可作出正确的诊断。

皮肤损害常分为原发性及继发性两种，但两者有时不能截然分开，如色素沉着斑既可以是原发性损害，又可以是继发性损害；脓疱为原发性损害，但也可继发于丘疹或水疱。

（一）原发性损害

原发性损害是由皮肤病理变化直接产生的第一个结果。其基本表现如下。

1. 斑疹

斑疹为皮肤局限性的色素改变，既不高起，也不凹下。一般比较小，小于 2 cm，超过 2 cm 者称为斑片。斑疹可以分为炎症性及非炎症性两种，有些斑疹上可以有细鳞屑，称为鳞屑性斑疹，如花斑癣皮疹。

（1）炎症性斑疹：因感染、化学或物理性刺激使真皮内血管暂时性扩张而致皮肤呈红色，用指压迫时，红色可变淡或完全消失，手指放开后又可恢复原状。炎症性红斑的大小及形状不定，较小的如猩红热及麻疹的皮疹，较大的如丹毒。

（2）非炎症性斑疹：不是由于皮肤发炎，而可由下述几种因素引起。①色素改变。色素沉着，如炎症后色素沉着斑、色素痣、雀斑、黄褐斑；色素减退斑，如白癜风等。②皮肤血管发育异常。血管增生，如血管痣；血管扩张，如毛细血管扩张症。③皮内注入染料，如文身。④皮内出血，血液进入真皮组织，如紫癜、瘀斑等。

2. 丘疹

丘疹为一局限性隆起皮面的实质性的损害，可由于代谢产物的沉积、表皮或真皮细胞成分的局限性增殖或真皮局限性细胞浸润而形成。轻度隆起于皮肤的丘疹，可在光线较暗的屋中，用手电从斜角度照射检查出来。其直径一般小于 0.5 cm，较大者称为斑块。

丘疹顶部可以是尖的（红色粟丘疹）、圆的、扁平的（扁平苔藓）或中间凹陷如脐窝（传染性软疣）。丘疹的底部可以是圆形、多角形或不规则形等。颜色可以是红色（如银屑病）、紫色（如扁平苔藓）、黄色（如黄色瘤）或白色（如萎缩性硬化性苔藓）。丘疹可以发生在毛囊部位（如毛发红糠疹）或与毛囊无关的其他部位。它存在的时间可以较短也可以较长。其上可以覆盖鳞屑（如二期梅毒疹），数目可以只有几个或很多，可以散在分布或群集，可以伴有明显的自觉症状或无自觉症状。界于斑疹与丘疹之间稍隆起者称为斑丘疹。在丘疹上又发生水疱或脓疱者，分别称为丘疱疹或脓疱丘疹。出血性或坏死性丘疹见于皮肤血管炎或脑膜炎球菌菌血症。

丘疹或斑块可由许多小而密集的突起堆积而成，称为赘疣或赘生物，表面覆盖厚而干的鳞屑（如寻常疣），或表面软而光滑（如尖锐湿疣）。

3. 结节

结节为一可见的隆起性损害，是可触及的圆形或椭圆形的局限性实质性损害，直径一般在 0.5 cm 以上。大小、形状、颜色不一。它与丘疹的主要不同点是其病变范围比丘疹深而大。结节位于真皮深层及皮下组织中，有时仅稍高出皮肤表面。有的结节可发生坏死形成溃疡而遗留瘢痕。

根据结节累及的解剖成分，可分为 5 种主要类型：①表皮结节；②表皮—真皮结节；③真皮结节；④真皮—皮下结节；⑤皮下结节。表皮结节包括角化棘皮瘤、寻常疣及基底细胞癌。表皮—真皮结节包括某些复合痣、恶性黑素瘤、侵袭性鳞状细胞癌及某些蕈样肉芽肿的损害。真皮结节包括环状肉芽肿及皮肤纤维瘤的损害。真皮—皮下结节包括结节性红斑及浅表性血栓性静脉炎。皮下结节包括脂肪组织的脂肪瘤等。

真皮及皮下结节可能提示系统损害，由于炎症、肿瘤或代谢产物沉积在真皮或皮下组织中而致。如晚期梅毒、结核、深部真菌病、黄瘤病、淋巴瘤及转移性肿瘤均可表现为皮肤结节。异物反应、昆虫叮咬及病毒与细菌感染也可发生结节性损害，因为结节可代表严重的系统疾病，所以原因不明的持续性结节应做活检与细菌、真菌培养。

在描述结节时，可对其大小进行测量，并在其前面加形容词，如硬、软、温热、可活动、固定、光滑、肉质的、角化、破溃及蕈样生长等。

4. 风团

风团为一限局的、水肿性圆顶隆起的皮肤损害，表皮不受累，无鳞屑。存在的时间短暂，可在数小时内消失。呈粉红、暗红或白色，周围有红晕。小者直径仅 3~4 mm（如胆碱能性荨麻疹），大者可达 10~12 cm。数目可仅数个，也可很多。形状可呈圆形、环形或回状。

风团可以是对药物或昆虫叮咬而发生的过敏反应；偶尔也见于疱疹样皮炎及大疱性类天疱疮中；在色素性荨麻疹中，在红褐色或褐色斑上划痕可起风团（Darier 征），是该病的特征；此外，某些人皮肤上划痕也可起风团，称为皮肤划痕症。

血管性水肿是一深在的水肿性风团反应，发生于疏松的真皮与皮下组织处，如口唇与阴囊。

5. 水疱与大疱

通常为局限性空腔含液体的高起损害，水疱直径一般小于 1.0 cm，超过 1.0 cm 者称为大疱。可以是孤立或群集性分布。水疱可以变成脓疱或大疱。疱内可含血液、血清或淋巴液，其颜色随疱内所含液体而异。形状可以是半圆形、圆锥形、扁形或不规则形，有的中央有脐窝。疱壁可以紧张或松弛。可发生于正常皮肤上，也可发生于有炎症的皮肤上，疱周可有或无红晕。水疱及大疱可因发生的部位深浅不同而分为：角层下水疱，如白痱（也可在角层内）；表皮内水疱及大疱，如单纯疱疹、水痘、天疱疮等；表皮下大疱，如大疱性类天疱疮、多形性红斑。水疱可以为单腔性或多腔性。

6. 脓疱

脓疱为一局限性的皮肤隆起，内含脓液。因脓液的颜色不同，可呈黄色或绿黄色。脓疱大小不一，可呈圆形、球形、圆锥形或中央有脐窝，周围常有一红晕。毛囊性脓疱中央常有一毛发。脓疱深浅不一，浅者不留瘢痕，深者可留瘢痕。脓疱可以是原发疹，也可以从丘疹或水疱演变而来。

脓液由白细胞组成，可有或无细胞碎屑，可以含有细菌或无细菌，应对脓液做革兰染色及细菌培养。

7. 肿块

肿块为发生于皮内或皮下组织的增生性损害或大范围浸润团块，比结节大。大者如鸡蛋或更大。可呈圆形、蒂形或不规则形。或软或硬，或高出皮面，或仅能触及。一般呈皮肤色，如有炎性变化或出血，则呈红色；如有色素细胞增生，则呈黑色。如皮肤肿瘤，有的是良性的，有的是恶性的；可持续存在，或逐渐扩大，或破溃而形成溃疡，自行消退者罕见。

8. 囊肿

囊肿为一含液体或半固体物质（液体、细胞及细胞产物）的囊形损害，球形或卵圆形，触之有弹性感。常见者有表皮囊肿及皮脂腺囊肿等。

9. 斑块

斑块为一平顶山样高起，表面宽度大于其高度。斑块常由丘疹融合而成，如银屑病。典型的银屑病损害为一高起的红斑性斑块，上覆银白色云母状鳞屑。

斑块可以有萎缩、红斑、鳞屑、色素变化、毛囊栓塞，如皮肤红斑狼疮。

10. 斑片

斑片一小块边界清楚的皮肤，其颜色或外观与周围皮肤不相同，有的学者将此名称用于描述很大的斑疹，有的学者将斑片定义为较薄而较大的斑块。

（二）继发性损害

可由原发性损害转变而来，或由于治疗及机械性损害（如搔抓）所引起。

1. 鳞屑

鳞屑是脱落的表皮细胞。正常表皮细胞每 3~4 周完全更换 1 次，其最后产物为角质层，经常在不知不觉中脱落。在病理情况下，由于角化过度、角化不全及水疱的干涸等，可发生脱屑。鳞屑可有多种形状，如在单纯糠疹中可呈糠秕状，在银屑病中可呈云母状或蛎壳状，在剥脱性皮炎及猩红热中可呈大片状。

2. 表皮剥脱或抓痕

为表皮缺失。可呈线状，或浅或深。因搔抓而引起者多呈线状或点状，有血清或血渗出者，干燥后有黄色痂或血痂。常见于各型瘙痒症及瘙痒性皮肤病，如特应性皮炎或疱疹样皮炎。如搔抓只达到表皮或乳头部分，愈后一般不留瘢痕；如抓得更深，则愈后可有瘢痕形成。

3. 浸渍

皮肤长时间泡水或处于潮湿状态（如湿敷较久，指缝或趾缝经常潮湿等），皮肤变软变白，甚至起皱，称为浸渍。久受浸渍的表皮容易发生脱落。

4. 糜烂

由于水疱、脓疱或浸渍后表皮的脱落，或丘疹、小结节表皮的破损（抓擦或其他伤害）而露出潮湿面，称为糜烂。其基底为表皮下层或真皮的乳头层，其形状为圆形或椭圆形，视原损害的形态而定。愈后一般不留瘢痕。

5. 皲裂

皮肤出现线状裂隙，称为皲裂。常发生于手掌、足跟、口角及肛门周围等处。主要由皮肤干燥或慢性炎症，致弹性减低或消失，加上外力而形成。可累及表皮，也可累及真皮，引起疼痛，甚至出血。

6. 苔藓化

为角质形成细胞及角质层增殖和真皮炎症细胞浸润而形成的斑块状结构，表现为皮肤浸润肥厚，纹理加深，像皮革或树皮状。系由反复搔抓摩擦所引起，常发生于神经性皮炎、湿疹或其他伴有瘙痒的疾病中。

7. 硬化

为局限性或弥漫性的皮肤变硬，触诊比视诊更易察觉。皮肤硬化为硬皮病（硬斑病、线状硬皮病及全身性硬皮病）的表现，也常见于慢性淤积性皮炎、慢性淋巴水肿及瘢痕疙瘩中。它可由真皮或皮下水肿、细胞浸润、胶原增生而引起。真皮或皮下组织钙化（如皮肌炎及硬皮病）可感觉到硬性结节或斑块，皮肤表面有变化或无可见的改变。

8. 痂

为创面上浆液或脓液与脱落的表皮碎屑及细菌等混合干涸而成的物质。痂可薄可厚，柔软或脆，并且与皮肤粘连。由血清形成的痂呈黄色，由脓性渗出物形成的呈绿色或黄绿色，由血液形成的呈棕色或暗红色。

9. 溃疡

皮肤缺损或破坏达真皮或真皮以下者称为溃疡。主要由结节或肿瘤溃破、外伤或炎症坏死而形成，愈合后留有瘢痕。结节或肿瘤破溃系因动脉或小动脉闭塞或收缩使组织发生坏死而形成。溃疡的大小、颜色、边缘、基底、分泌物及发展过程可以很不一致。

10. 萎缩

可发生于表皮或真皮，或两者同时累及，甚至累及皮下组织。表皮萎缩表现为表皮变薄，比较透明，并且伴有表皮细胞数目的减少。表皮萎缩时，正常皮肤的纹理可保持或消失。老年皮肤萎缩仍保持正常的皮肤纹理，有轻度发皱，并有一些透明，甚至可见其下的静脉及肌腱。因受伤或炎症（如盘状红斑狼疮）而形成的表皮萎缩，失去正常的皮肤纹理，呈"烫平"的外观。

真皮萎缩是由于乳头层或网状层真皮结缔组织减少所致，常表现为皮肤的凹陷。多发生于炎症或外伤之后。真皮萎缩而表皮不萎缩时，皮肤的颜色及纹理均正常，因为局限性皮肤凹陷仅由真皮组织减少所致。真皮与表皮可同时发生萎缩，如妊娠、库欣综合征中的萎缩纹。

11. 瘢痕

为真皮或深部组织缺损或破坏后经新生结缔组织修复而成，其轮廓与先前存在的损害相一致。较周围正常皮肤表面低凹者为萎缩性瘢痕；高于皮肤表面者为增生性瘢痕，系因胶原过度增生而形成。有瘢痕的皮肤其表皮是薄的，一般没有正常的皮肤纹理及皮肤的附属器官。很少有自觉症状，有时可有痒或痛感。

12. 皮肤异色

伴有皮肤色素沉着、萎缩及毛细血管扩张的损害。

（唐红利）

第二节　皮肤病的体格检查

皮肤病的特点是其临床症状均发生在体表，可以直接观察和触摸。因此，皮肤病最基本的体格检查是观察皮肤病的基本损害及其特征。结合病史多数即可得到正确诊断。

人是有机的整体，皮肤病往往是全身性疾病的一种反映，因此必须有一个整体观念，必要时要做全身体格检查。

一、视诊

视诊即以肉眼观察皮肤病变。检查皮肤时光线要明亮，最好是自然光，其次是日光灯。对皮损分布较广的皮肤病，应检查全身的皮肤。除皮肤外，还应检查患者的毛发、指（趾）甲及黏膜。还可借助放大镜来观察病损。视诊要点如下。

（一）明确损害的性质

明确皮肤损害是原发损害还是继发损害，是一种损害还是多种损害同时存在。这些损害有以下哪些特征。

1. 大小

用直径是几厘米、几毫米来表示，或用针尖、针头、绿豆、黄豆、核桃及鸡蛋大小等实物来比喻。

2. 颜色

单个皮损可呈多种不同的颜色，包括正常皮色、白色、灰色、黄色、粉红色、红色、橘黄色、棕色、蓝色、紫红色、黑色等。很多皮肤病有其独特的颜色，可帮助识别，如毛发红糠疹及胡萝卜素血症手掌呈橘黄色，脂质渐进性坏死及黄色瘤有带黄色的色泽。在某些病种，有几种颜色特殊的结合，可帮助诊断，如扁平苔藓的紫红色病损（在表面常有细小线状白色条纹，即 Wickham 纹），消退时留有持久的棕色斑。

皮肤的颜色可被光散射而有很大的改变，如鳞屑可呈白色，深部真皮中黑素可呈蓝色。

3. 数目

单发或多发。数目多少最好用数字来标明。

4. 形状

圆形、椭圆形、多角形、弧形、线状、环状、匐形状、靶形、半球形、丘状、圆锥形、蒂状、乳头状、花菜状、不规则等。

5. 表面

光滑、粗糙、扁平、隆起、中央脐窝；湿度：潮湿、干燥、浸渍；表面附着鳞屑或痂（油腻、脆、黏着、糠秕样、鱼鳞状、云母片样及叠瓦形）等。

6. 内容物（指水疱、脓疱、囊肿等）

清澈、浑浊、血液、浆液、黏液、汗液、脓、皮脂、角化物及异物等。

7. 边缘及界限

清楚、比较清楚、模糊、整齐、隆起、凹陷等。

8. 与皮面的关系

高出皮面、低于皮面或与皮面平行。

（二）损害的排列

在明确损害的性质及特征后，应观察这些损害的排列。常见下列 5 种。

1. 线状排列

①由于同形反应或自身接种所致的，如银屑病、扁平苔藓、传染性软疣、扁平疣等；②由于先天发育的因素，如线状痣、色素失禁等；③由于血管、淋巴管的分布关系，如血栓性静脉炎、孢子丝菌病、淋巴管炎等；④由于外因引起的，如人工性皮炎、接触性皮炎等；⑤沿浅表神经分布如带状疱疹。

2. 环状、弧状排列

当一圆形损害向周围扩展而中心消退时可形成一环状损害；或单个或多个损害排列成环状、弧状、匐形状。

3. 损害呈群集性排列

多个损害群集。水疱呈簇状、群集、散在或排列成带状。伞房花状指一种群集的排列，其中央的损害成簇，周围有单个散的损害，如寻常疣。

4. 网状排列

血管扩张呈网状者，如火激红斑、网状青斑及大理石色皮。网状损害伴有萎缩、毛细血管扩张、色素沉着及色素减退者见于皮肤异色症中。

5. 无规律排列

①散在或融合；②孤立或群集；③无一定规律。

（三）皮损的分布

很多皮肤病皮损的分布有一定的规律性，可呈全身性、局限性、泛发性、对称性、双侧性、单侧性、沿血管分布、沿神经分布或按皮节分布。

（四）皮损的部位

某些皮肤病往往好发于一定的部位。大疱性表皮松解症发生于皮肤经常受摩擦或反复受外伤的部位；化脓性汗腺炎好发于顶泌汗腺的分布部位如腋下及肛门生殖器部位；念珠菌病主要局限于皮肤黏膜温湿处，如腋下、乳房下、腹股沟、臀沟、阴道及口腔；扁平疣好发于面部和手背；寻常痤疮好发于面部和胸背部；酒渣鼻样皮损好发于鼻、额、颊及两颧部；花斑癣、玫瑰糠疹主要分布于躯干；单纯疱疹好发于黏膜与皮肤交界处等。

二、触诊

1. 用手触摸皮损

有无浸润。

2. 坚硬度

坚实或柔软。

3. 与周围组织关系

与其下组织粘连、固定、可以推动等。

4. 温度

升高或降低。

5. 感觉

有无压痛或感觉异常。

6. 附近淋巴结

有无肿大、触痛。

三、一般辅助性检查

（一）玻片压诊法

将玻片用力压在病损上至少 10 秒，一般的炎性红斑、毛细血管扩张或血管瘤会在压力下消失，而瘀点、色素沉着就不会消失。寻常狼疮的结节用玻片压后出现特有的苹果酱颜色。贫血痣用玻片压后可消失。

（二）皮肤划痕试验

用钝器划皮肤，在一部分人中，可在钝器划过处产生风团，此现象称为皮肤划痕症。用钝器划色素性荨麻疹患者的棕色或红棕色斑，可出现风团，称为 Darier 征。

（三）Kobner 现象或同形现象

同形现象即正常皮肤在受非特异性损伤后可诱发与已存在的某一种皮肤病相同的皮肤变化（皮损），最特征的见于银屑病，也见于扁平苔藓、湿疹的急性期，有时见于某些其他皮肤病。具有损伤性的光照及热可引起很多皮肤病的暴露部位皮损加重。

（四）感觉检查

包括触觉、温觉及痛觉检查。

（五）棘层细胞松解现象检查法（又称 Nikolsky 征）

①牵扯患者破损的水疱壁时，阳性者可将角质层剥离相当长的一段距离，甚至包括看起来是正常的皮肤；②推压两个水疱中间外观正常的皮肤时，阳性者角质层很容易被擦掉，而露出糜烂面；③推压患者从未发生过皮疹的完全健康的皮肤时，阳性者很多部位的角质层也

可被剥离；④以手指加压在水疱上，阳性者可见到水疱内容物随表皮隆起而向周围扩散，此征在天疱疮及某些大疱性疾病（如大疱性表皮松解萎缩型药疹）中呈阳性。

（六）滤过紫外线检查（Wood 灯检查）

将通过含氧化镍的滤玻片而获得 320～400 nm 长波紫外线，对某些皮肤病做检查，有助于这些皮肤病的诊断和治疗。

1. 头癣的诊断与防治

用 Wood 灯检查，黄癣的发呈暗绿色荧光，白癣发呈亮绿色荧光，因此可有助于黄癣及白癣的鉴别及判断疗效。还可对头癣的接触者检查，有助于头癣的防治。

2. 其他真菌、细菌病的诊断

在 Wood 灯下，红癣呈珊瑚红色荧光，铜绿假单胞菌感染因有绿脓青素而呈黄绿色荧光，花斑癣菌可发生棕黄色荧光，腋毛癣呈暗绿色荧光。

3. 检查卟啉类物质

迟发性皮肤卟啉症的尿、粪或偶尔其疱液，红细胞生成性卟啉症的牙齿，原卟啉症的血，在 Wood 灯下呈淡红、红色或橙红色荧光。有细菌感染的小腿溃疡可能由于产生原卟啉及粪卟啉，在 Wood 灯下也可呈红色荧光。

4. 皮肤肿瘤

某些恶性皮肤肿瘤，特别是鳞状细胞癌在 Wood 灯下呈鲜红色荧光，基底细胞瘤则不发生荧光。

5. 检查人体中的药物

某些药物在人体中，用 Wood 灯照射也出现荧光反应，如服四环素者的牙齿，服阿的平者的指（趾）甲等。

6. 有助于色素性皮肤病的诊断

在 Wood 灯下，某些皮肤病（如白色糠疹、结节性硬化及花斑癣等）的色素减退斑较易与正常皮肤的颜色相区别。某些轻型或有怀疑的局限性色素增多病（如雀斑、色素性干皮病或多发性神经纤维瘤的咖啡色斑等），在 Wood 灯下色素的增多可变得更明显。区别白癜风与贫血痣，白癜风由于表皮黑素的丧失，在 Wood 灯下皮肤区脱色加强；贫血痣是由于局部真皮血管收缩，而其上面的表皮色素是正常的，因此在 Wood 灯下贫血痣的苍白斑完全消失。

7. 接触性皮炎

可检出在皮肤上或在化妆品与工业品中发荧光的接触致敏原，在有些病例可确定发荧光致敏原在身体上物品上的分布，如圆珠笔油、伊红及呋喃并香豆素。还可检出一些光敏性的荧光物质，如带卤素的水杨酰苯胺及沥青的成分。

8. 皮肤上的矿物油

可检出即使经过清洗仍持续存在于毛囊中的矿物油，可用 Wood 灯来评价屏障性霜剂的价值。

9. 其他用途

静脉注射荧光素后计算血液循环时间，检查隧道中的荧光素来确认疥疮，通过在外用药中掺入荧光物质来作双侧临床试验的对照，以及用荧光"标记物"来研究皮肤穿透性及表皮更新。

（唐红利）

第三节　皮肤病的物理检查

影像技术的进展为皮肤病的诊断提供了客观的依据，提高了依赖肉眼观察进行诊断的水平。特别是皮肤镜、皮肤超声等影像技术的进展，为皮肤科临床诊断提供了有力的支撑。

一、皮肤镜

皮肤镜又称皮肤透光式显微镜，是一种能放大数倍至数十倍，观察活体皮肤表面及其下亚微观结构和病理变化的相关表现的显微镜。比肉眼所见的形态更为精细。根据皮肤镜观察到的色素及血管等结构的形态和模式变化辅助多种皮肤疾病的诊断。近年来，便携式手持皮肤镜均内置有交叉偏振光系统，不需浸油，可以通过非接触的检查方式避免压迫血管，是皮肤科临床上一种非创伤性检查方法，已逐渐在皮肤科领域广泛应用，比喻为"皮肤科的听诊器"。

（一）皮肤镜观察图像的基础知识

1. 色调

皮肤镜所见颜色是由于皮肤中黑色素、血液、脂质、纤维化、钙沉着等而显示不同的基本色调。黑色素显示黑、深褐、浅褐、灰色、青色；皮肤中其他组织呈红色、白色、黄色等。同样的物质由于量和所在皮肤位置的深浅，表面观察的颜色有差异。如黑素异常疾病因黑素位于皮肤不同层次，表面观察到的颜色不同：在表皮浅层为黑色、表皮基底层为褐色、真皮近基底层为浅褐色、真皮乳头层为灰色、真皮网状层为青色。

2. 形状

皮肤镜观察到的形状是由表皮的结构与增殖细胞产生色素、沉着物质分布而形成。基本形状有线、块（Clods 或称小球）、点、环、伪足、无结构（无定形）。

3. 血管形态与排列

血管的形态可有线状、块状、点、盘绕扭曲圈即紧密环绕的血管很像肾小球样、圈状或发夹状、蛇行状、螺旋状、弯曲、单一型、多形（Polymorphous；血管多个形态）。

血管排列，可有放射形或花冠状血管，放射状，蛇行；匍行或称串珍珠状，盘绕或点状血管排列成线；分支或称树枝状血管，中心鲜红，大或粗直径血管分成小血管；成簇，弯曲血管排列成一组似肾小球样；中心圆点或靶形血管，在网状线之间低色素间隙中红色圆点。

4. 模式

上述不同颜色和不同形状组成特殊图像，在诊断和鉴别诊断有重要的意义。出现于色素细胞疾病、脂溢性角化症、基底细胞癌、血管等相关疾病中。

（1）色素网：互相连接褐色色素线围绕低色素区形成栅格状。这是有毛皮肤处所见黑色素细胞疾病的基本图像。色素深的线反映表皮突延长色素多，网眼显示真皮乳头色素较少。良性病变色素网的颜色、粗细、线的间隙很少变化，规则、对称分布，边缘色素逐渐变淡，称为典型色素网。形态不规则，色调浓淡不均，网线粗细及网线间隙有多变，多为恶性黑素瘤，称为非典型色素网。

（2）假网状模式：颜面皮肤表皮突不明显，不形成色素网。面部毛囊、皮脂腺、汗腺发达，毛囊、汗腺开口大，无结构色素区被无色素附件开口中断，形似网状表现，称为假网。恶性黑素瘤浓淡不整，称为非典型假网。

（3）鹅卵石模式：多角大色素小球在损害中鹅卵石样分布。

（4）放射状线条：损害边缘放射样伸展。

（5）伪足：球根或扭结样突起见于损害边缘，或直接和网在一起。

（6）星曝模式：在损害的周围环绕，有伪足或条纹（或两者复合）。

（7）均匀模式：不伴色素网的青色无定形的均质结构。反映真皮弥漫性色素沉着，特别在蓝痣中整个成均一青色构造。

（8）平行沟模式：在掌跖色素沿皮沟分布，形成一致或点状线，平行，细。在良性色素痣中见到，反映皮沟表皮突及其上角质层有黑素沉着。用蓝墨水涂后擦去，则皮沟中留有色素，可用作对比。此线可成双，分别在皮沟旁。

（9）平行嵴模式：早期掌跖发黑，色素沿着浅表皮嵴（皮纹高起部分）分布，平行，弥漫及不规则。

（10）网格模式：掌跖部良性色素痣。色素线沿皮沟平行分布，同时在最表面浅沟（皮纹学中陷窝）和皮嵴垂直相交，形成花格布样。

（11）纤丝状模式：相同长度色素性丝状线，一端终止在皮沟，横过皮嵴并与皮沟成角度。良性色素痣，多在负重部位角层色素成斜行分布。

（12）粟丘疹样囊肿：类似粟丘疹，白色至黄色圆的小颗粒状结构，常多数，反映表皮内存在小型角质假囊肿；小而发亮称为满天星，大而不发亮称为云雾；是脂溢性角化症的特征，但在色素痣、外泌汗腺汗孔瘤、基底细胞癌等也可见到。

（13）粉刺样开口：表皮表面开口充满角质的小孔，黑褐色小窝呈黑褐色圆形至椭圆形构造；反映表皮假囊肿，常多发；是脂溢性角化症的特征，但在色素痣、外泌汗腺汗孔瘤、基底细胞癌等也可见到。

（14）指纹模式：浅棕色细的曲线不互相联结成网，是一种线状曲线，似指纹，反映表皮突起不规则延长。见于老年色素斑向脂溢性角化症移行期。

（15）脑回样模式：厚的回状曲线及充满角蛋白沟联合一起，组成大脑样表现，是脂溢性角化特征性表现。

（16）树枝状条纹：扩大或加宽的网，断续线及不完全联结。

（17）枫叶样结构：棕色到灰/蓝色分散线状或球状结构，通常聚合在离中心区病变周边建立，很像枫叶样结构，为基底细胞癌代表图像。

（18）辐轮样结构：很局限放射状突起，通常淡棕色但有时蓝或灰色会集在中心暗色，深棕色、黑色或蓝色的团块。

（19）蓝灰卵形巢：局限卵圆形融会或接近融合蓝—灰色素结构。见于基底细胞癌，反映真皮中大的肿瘤细胞巢。

（20）蓝白幕：蓝色不规则形斑点覆盖白色毛玻璃云雾状。

（21）草莓状模式：无结构红色背景被毛囊口分开。多见于面部光线性角化。

（22）虫蚀状边缘：边缘凹面或陡峭凹入。

（23）腔隙：多数暗红色至红蓝色球状结构，血管瘤特征。

（24）均质区：红黑色、红蓝色无构造区，示出血性病变。

（25）果冻样征：像淡褐色果冻垂直流动。无构造褐色色素沉着，边缘清楚，常伴虫蚀边缘。

（26）晶体状模式：又称正交白线。由白色线状条纹组成呈平行排列，有时也可互相垂直。

（二）皮肤镜的临床应用

皮肤镜最初用于色素疾病的诊断与鉴别诊断。随着皮肤镜技术不断的改进，其使用的范围已扩展至非色素及低色素性疾病的诊断。

1. 皮肤黑素性疾病及皮肤浅部肿瘤

皮肤镜最常用于鉴别黑素瘤与其他色素细胞性、非色素细胞性损害、良性与恶性肿瘤。2010 年 Braun 等提出 2 步 7 层次诊断流程（不包括毛发和指甲），介绍如下。

第 1 步（Step 1）：决定黑素细胞性还是非黑素细胞性损害，通过以下 7 个层次的评估。

第 1 层次（Level 1）：黑素细胞病变的观察标准。

寻找色素网、非典型网、放射状线条及伪足、聚集小球、均匀蓝色素、假网（面部），或平行模式（手掌、足跖及黏膜）。如上述图形或结构任何一种均存在，则考虑为色素细胞起源的病变。进入第 2 步流程，决定色素病变是良性、可疑还是恶性。

但需注意：损害表现为微细周边网、中心瘢痕区，是皮肤纤维瘤特殊的形式。防止皮肤纤维瘤误诊为黑素细胞损害。然而此是经典非偏振光皮肤镜所见，当以偏振光皮肤镜观察时其表现完全不同。中央部分呈淡红色及白色卫星样（即晶体状）结构。

在此也要注意蓝痣所见典型均质性蓝色色素特点，要区别其他具有蓝白幕的损害。蓝痣的蓝色色素均匀化表现占损害全部。在偏振光下不表现均匀蓝色而代替为不同蓝色阴影。

如上述特点未见到，则进入第 2 层次评估。

第 2 层次（Level 2）：基底细胞癌的观察标准。

观察基底细胞瘤特异形态标准：包括树枝状血管（毛细血管扩张），树叶样模式，大蓝灰卵圆形巢，多蓝灰小球，辐轮样结构，发亮白色区。在无色素网时，这些标准高度提示基底细胞癌。如果这些结构没有看到，则进入第 3 层次。

第 3 层次（Level 3）：脂溢性角化的观察标准。

寻找多数粟丘疹样囊肿，粉刺样开口，隐窝，虫蚀边缘，网状结构，脑回及脑沟样结构，有时称胖指样结构或浅棕色指纹样结构。

粟丘疹样囊肿、粉刺样开口很易用皮肤镜证明，不需偏振光皮肤镜复看。假如存在其中有些结构，此损害可能是脂溢性角化症。需要注意：看到粟丘疹样囊肿，不等同就能诊断脂溢性角化症。因为粟丘疹样囊肿也可见于基底细胞癌及色素细胞痣，特别是先天性的。

如果未见到脂溢性角化症的诊断标准则进入第 4 层次。

第 4 层次（Level 4）：血管损害的观察标准。

有红色、栗色、红蓝至黑色腔隙，泻湖样结构提示此损害为血管瘤或血管角皮瘤。如均不能满足第 1～4 层次标准则进入第 5 层次。

第 5 层次（Level 5）：非黑素细胞性损害中特异血管表现。

在上述各层次中无任何形态标准可见，没有黑素细胞性损害的任一特征表现，也没有普通非黑素细胞性肿瘤的 4 个特殊表现。这些损害通常是无色素或低色素性。称为"无特征的"。然可发现有血管结构，则有助于诊断。第 5 层及第 6 层次标准有助于那些存在血管表现而没有可识别结构的损害的评估。

没有特征的损害要密切检查血管的存在。重视这些血管形态特点及分布很重要。肾小球样血管通常聚集在损害周围，可证明为鳞状细胞癌。花冠状血管证明为皮脂腺肥大或传染性软疣。除血管的形态特征及分布外，血管的排列及血管周围颜色也帮助诊断。血管排列像匐行、串珠状，则是透明细胞棘皮瘤的特征。发夹形血管围以白色晕是角化肿瘤的特征，如角棘皮瘤及脂溢性角化。

第 6 层次（Level 6）：黑素细胞性损害中的血管特异表现。

有明显逗号形血管是真皮内痣的标志。黑素瘤血管特征包括点状、不规则线、不典型发夹状血管在粉红背景中及螺旋状或扭曲血管。如在同一损害中见到 1 个以上形态特点，则称为多形型。多形型多见于黑素瘤中心有点状及线状血管。此外，在第 5 层次中描述血管形态特征，表现多数粉红色色调，又称奶红色区，也能在黑素瘤见到。奶红色区可能表示血管体积增加，也可能反映新血管生成。

损害没有显示第 1~6 层次的任何结构则考虑为"无结构"，则进入第 7 层次。

第 7 层次（Level 7）：无结构损害。

没有第 1~6 层次特点的损害是完全无特征或无结构。所有这样无结构损害，有必要除外黑素瘤。为避免错过没有任何可辨别结构的黑素瘤，应做活检或短期监测去查明其生物学行为。

第 2 步（Step 2）：决定是不是良性痣、可疑色素细胞性损害还是黑素细胞瘤。

在流程第 1 步证明是色素细胞起源的损害，包括第 1、第 6 及第 7 层次描述。黑素细胞损害表现的结构及特点，则进入第 2 步流程。评估假定为黑素细胞新生物是良性、可疑或恶性。

除了上述 2 步 7 层次诊断流程外，皮肤镜在诊断黑素细胞性损害与黑素瘤的方面，有学者提出 7 项标准法（表 2-1）、ABCD 规则法（表 2-2），以帮助临床医师对黑素瘤作出及时、正确的诊断。

表 2-1 皮肤镜鉴别良性黑素细胞性损害与黑素瘤的 7 项标准

皮肤镜标准	定义	评分
不典型色素网	网呈多形性（网的颜色与厚度），在皮损内不规则分布	2
蓝—白幕	不规则融合的蓝色色素沉着无结构区，其上有一层白色"毛玻璃"膜，此色素不能占据整个病损，常与临床病损高起的部位一致	2
不典型血管型	线型—不规则或点状血管，在退化性结构中不能清楚地见到	2
不规则条纹	棕至黑色，茎状或指状突起物，不规则地分布于皮损的边缘，它可能发生于网状结构，但多数情况不是	1
不规则点/小球	黑色、棕色，圆形、卵圆形，大小不等的结构，不规则地分布于病损中	1
不规则斑点状	黑色、棕色和（或）灰色无结构区，不对称地分布于病损中	1
退化性结构	白色瘢痕样脱色，棕色和（或）蓝色胡椒粉样颗粒，常与临床皮损扁平部分相一致	1

表 2-2　鉴别良性黑素细胞性损害与黑素瘤的 ABCD 规则

皮肤镜标准	定义	计分	权数因子
不对称（A）	在 0、1 或 2 纵轴，不仅评估轮廓，也评估颜色与结构	0～2	×1.3
边缘（B）	色素在 0～8 片段的周围截然终止	0～8	×0.1
颜色（C）	存在 6 种以上颜色（白、红、浅棕、深棕、蓝灰、黑）	1～6	×0.5
皮肤镜结构（D）	存在网、无结构（均质的）区，分支的条纹与小球	1～5	×0.5

　　注　计算总积分的公式：总积分 =（A 计分 ×1.3）+（B 计分 ×0.1）+（C 计分 ×0.5）+（D 计分 ×0.5）。总积分，小于 4.75 为良性黑素细胞性损害；4.75～5.45 为可疑病损，需密切随访或切除；大于 5.45 高度怀疑为黑素瘤。

2. 一般皮肤病中应用

随着皮肤镜设备的更新和经验的积累，许多学者报道其在非色素性肿瘤以及非肿瘤性皮肤病的应用。后者主要观察除了黑素储集形成的各种色素沉着结构外，皮肤镜也能显示血管的变化、颜色的不同、毛囊的障碍以及肉眼不能看到的形象。一般皮肤病皮肤镜观察的表现如下。

（1）炎症性皮肤病。

1）银屑病：为规则分布的点状血管、白色鳞屑。

2）皮炎：为斑片状分布的点状血管、黄色痂/鳞屑。

3）扁平苔藓：为白色线纹、周围点状/线状血管。

4）玫瑰糠疹：为黄色背景、周围白色鳞屑、斑片状分布的点状血管。

5）毛发红糠疹：为黄色区伴斑片或周围分布的点状及线状血管。

6）结节病：为橘黄色小球或区、线状血管。

7）环状肉芽肿：为点状、线状，或点/线状血管；白、红或黄色背景。

8）脂质渐进性坏死：为明显线状分支血管网、黄色背景。

9）DLE：早期损害为毛囊周围白晕、毛囊栓塞及白色鳞屑；晚期损害为毛细血管扩张、色素沉着结构及白色无结构区。

10）玫瑰痤疮：见毛囊栓子、毛囊脓疱、多角血管。有红斑毛细血管扩张型和丘疹脓疱型。

11）硬化性苔藓：外阴损害为白/黄无结构区、线状血管；外阴外损害为白/黄无结构区、黄色角化栓子（假粉刺）。

12）硬斑病：为白色纤维梁、线状血管。

13）荨麻疹：为线状血管网围绕无血管区。

14）荨麻疹样血管炎：为紫色小点或小球、橘—棕色背景。

15）色素紫癜样皮炎：为紫色小点或小球、橘—棕色背景。

16）汗孔角化症：为白—黄或棕色周围环状结构，在中央，见棕色色素、点/线状血管，或无结构白色区。

17）毛囊角化症：为假粉刺、红斑、点/线状血管。

18）肥大细胞增多症：为浅棕色印迹、色素网、网状血管型，或黄—橘色印迹。

19）Henoch-Schonlein 紫癜：为不规则形状红色斑片，模糊不清边缘。

20）面部肉芽肿：见毛囊口扩张、毛囊周白色晕、色素结构、毛囊角质栓、延长或线状分支血管。

21）网状青斑：为不规则分布线状血管。

22）多形红斑：为周围线状血管，中央带蓝色斑片。

23）Sweet 综合征：为无结构带蓝色斑片。

24）蕈样肉芽肿：为短线状血管、橘—黄色区、精子样结构。

（2）感染性皮肤病。

1）寻常狼疮：为橘—黄小球或区、线状血管。

2）利什曼原虫病：为橘—黄小球或区、线状血管、红斑、毛囊栓塞、角化过度、中央溃疡。

3）疥疮：为三角翼喷气飞机凝结尾流状结构。

4）潜虱病：为白色至浅棕色，靶样棕色环围绕黑色中心孔。

5）皮肤幼虫移行症：为透明棕色无结构区成节段排列。

6）虱：见幼虱、卵圆形棕色结构（虱卵含有活幼虫）、卵圆透明结构（空）。

7）黑癣：为网状型，表浅细、束状淡棕色条或色素刺。

8）寻常疣：多数致密乳头中心见红点或襻，围绕白色晕，可有出血（小的红到黑点或线条）。

9）跖疣：见明显的出血在一界定的黄色乳头状皮损内，在此表面上皮纹中断。

10）扁平疣：为规则分布红色小点、淡棕色至黄色背景。

11）生殖器疣：见镶嵌（早/扁平损害），指样及球状把手型（高起/乳头瘤样损害），无特殊型。

12）传染性软疣：为中心孔或脐凹、白色至色黄无定形结构，周围线状或分支血管（红冠）。

13）蜱叮咬：可见前腿从皮肤表面伸出、棕色至灰色透明外壳。

14）蜘蛛腿刺：为小黑色刺。

（3）毛发疾病。

1）皮肤镜观察毛发的要点及基本特征：①毛干形态，毛干的直径、色泽、粗细是否均匀，末端有无异常；感叹号发，毛发近头皮处逐渐变细；断发，毛发离皮面一段距离处离断，残端卷曲或分叉；逗号状发，断发形似逗号；②毛囊开口，黄点征，位于毛囊单位中央，主要是毛囊口漏斗部扩大，角质及皮脂聚集的结果；黑点征：毛干在头皮水平面折断后齐根离断后遗留毛干断面；毛囊周红点征：毛囊周围毛细血管扩张性红斑，毛周褐色晕，雄激素脱发早期，毛周见略凹陷的褐色晕；③皮面结构，白点征，可能是汗腺或皮脂腺结构；色素性网状结构；毛细血管扩展的形态和排列特点。

2）常见毛发疾病的皮肤镜表现：典型斑秃具有黄点征、黑点征、感叹号发和短毳毛。雄激素性脱发见毛干粗细不一，直径变细的毛干增多。早期病变可见毛囊周征。进展期时可见黄点征。急性休止期脱发可见无毛干的毛囊开口，同时有大量短新生毛发，呈上细下粗，色素上浅下深的锥形短毛。直径变细的毛干小于 20%。可与雄激素脱发鉴别。拔毛癖见黑点征、断发，毛干残端有分裂和卷曲、无毛干的毛囊开口。梅毒脱发可见黄点征、黑点征和断发，但无感叹号发，脱发斑小，数量多。头癣多为断发呈逗号状发。布罗克假斑秃：脱发多见顶枕部，数个脱发斑之间距离接近，呈"雪地里的脚印"状。无炎症表现，毛囊开口消失，周边可有孤立的毛干存在。瘢痕性脱发：皮肤镜表现为毛囊开口消失，头皮表面光滑平展、皮肤萎缩变薄，其下毛细血管显露。

二、共聚焦显微镜

共聚焦显微镜是一种皮肤科新的影像诊断技术，能够识别细胞和组织接近于病理组织学分辨水平。它可以在皮肤水平面扫描皮损比垂直切片所观察面积要大。水平面的图像与临床及皮肤镜观察具有极好的相关性，这在皮肤肿瘤诊断中至关重要。在炎症性及感染性疾病显微镜下所见也有一定的相关性，但它不能区别炎症细胞的种类。观察到图像的深度仅达乳头层，图像的分辨需一定经验，目前只在研究单位应用，尚未普及。

共聚焦显微镜的基本组成包括点光源、聚光器、物镜及检测器。在物镜即探头接触皮肤时套上一次性塑料窗。针孔仅收集从焦点面发射的光。共聚焦显微镜的反差机制是反向散射。灰度共聚焦图像出现亮（白色）的结构与其有高折射指数的成分有关，并与光波大小相同。反向散射主要是受结构折射指数所控制，与其周围介质相比较。高折射的皮肤成分包括黑色素、胶原及角蛋白。

近年来，有一种手持式的共聚焦显微镜，是较小的灵活的设备，便于在难于接触的区域如皮肤皱褶、耳部应用。

（一）皮肤组织病理相关的共聚焦显微镜图像

1. 表皮

角质层表现为高折射面，被可见的皮肤沟围绕。角质细胞大、10～30 μm、多角形、没有可见核。皮肤沟表现暗的皱褶，在角质形成细胞（KC）岛之间。皮肤沟交叉成菱形。但外形与排列，因身体部位和年龄不同而有差别。

颗粒层是多角 KC 组成，因含有细胞器，表现为亮颗粒细胞质。KC 黏附集合在一起，形成蜂巢状型结构。细胞外边通常比细胞质亮。有色素的 KC 常是发亮的细胞，小、多角形，周边较暗为鹅卵石形，像阴性的蜂巢形。在面部由于存在多数毛囊引起一种特殊型表现暗圆形区。

棘层 KC 小，仍为多角形，易见蜂巢形。

2. 表真皮连接

在表真皮连接处有一层基底细胞。基底细胞大小、形态一致，比棘细胞小、更为折射，因为在核顶端有黑素帽形成发亮的盘（碟）。在表真皮连接处水平，存在规则的棘突，基底细胞呈圆形或卵圆形发亮的细胞（KC）围绕暗的真皮乳头。在暗的真皮乳头中，可能见到微小的管状血管。

黑皮肤光型显示基底 KC 成光亮的圆形细胞，具有高折光细胞质，在表皮水平形成鹅卵石形及在表真皮连接处水平成亮的环。皮肤光感型 I 、II ，基底层 KC 低折射及勉强可见的真皮乳头。

3. 真皮乳头

在真皮乳头层，用高分辨率反射式共聚焦显微镜（RCM）能评估炎症性浸润，消退现象及日光性弹力纤维病。炎症性浸润由不同细胞型组成。在 RCM 很容易检出噬色素细胞和淋巴细胞。噬色素细胞表现丰满、大、发亮的细胞，没有清楚边界及不见核。这些细胞通常见于真皮乳头中并常聚集成群。

（二）共聚焦显微镜的临床应用

1. 皮肤肿瘤

主要目标是早期诊断减少不必要的活检。RCM 为二线技术，因其能在患者床边在几分钟内分辨单个细胞，可用于有争议病例或特殊病例；能水平面大范围扫描，指导外科手术前边缘的界定和可疑病损活检的部位。

（1）黑素细胞瘤：普通色素痣显示对称性结构，特点为交界巢（网状型）或真皮巢（块状型）伴很少或无细胞异型。

早期黑素瘤 DEJ 特点为环状或网状结构伴大而亮多形性（非典型）细胞。此细胞显示形成巢倾向，紧密或松散排列。早期损害最常见到正常 DEJ 结构改变或断裂。外形不规则及真皮乳头界定不清（无边界乳头）或真皮乳头不显现，被非典型细胞链代替。在进展期，大块肿瘤增生，占全部表真皮连接，并推高至表皮层，表现为亮而大的多形黑素细胞疏松聚集。在结节黑素瘤，RCM 显示脑回状巢，其组成为小及低折光细胞形成肿瘤块被暗细沟裂隙及亮胶原隔开。

（2）非黑素瘤皮肤肿瘤：包括基底细胞瘤（BCC）、光化性角化症（AK）及鳞状细胞癌（SCC）。BCC 的图像由紧密堆积的基底样细胞聚集，周围呈栅栏及小叶状外形组成。这些聚集的轮廓为黑色空隙（黏蛋白），常被明显的血管围绕。在色素深 BCC 中 RCM 突出地观察到在基底样细胞岛中有树枝状色素细胞。AK 及 SCC 可见各种 KC 非典型性。在角层水平可见单个脱落呈亮的、高反射、多角形 KC。在颗粒层及棘层平面见到不典型蜂窝型及不同程度结构紊乱。尽管见到不同程度 KC 的不典型性，但不能确定不典型 AK 及原位 SCC 之间的诊断。

2. 炎症性皮肤病

在传统组织病理中，炎症性皮肤病大致分为 4 类：①海绵样皮炎（如变态反应及刺激性接触性皮炎）；②银屑病样疾病（如银屑病）；③界面侵犯疾病（如红斑狼疮、扁平苔藓、皮肌炎）；④色素性非肿瘤皮肤病（如白癜风、黄褐斑）。

海绵样皮炎的 RCM 主要图像是细胞间及细胞内海绵形成。相关的图像表现为细胞间亮度增加，由于细胞间及细胞内液体聚集，表现为规则蜂窝型图形。当海绵形成明显时可以测到小水疱形成，在颗粒层及棘层 KC 之间出现界限明确的暗空洞样间隙。通常海绵形成伴有细胞外移，其炎症细胞在 RCM 下呈亮、圆、高折射结构，直径为 $8 \sim 10~\mu m$，炎症细胞可在 KC 之间空隙中，也可在毛囊、血管周围或真皮间质中观察到。

银屑病样疾病在 DEJ 显著表现是存在无边界的乳头，导致在表真皮交界处形态和正常皮肤相似，但乳头周围有围绕基底 KC 模糊环，代替了典型亮环。乳头位置向上，有时在增厚角层之下即可见到。在无边界乳头中有时见数个扭曲血管。

界面皮炎的特点是炎症侵犯 DEJ、炎症细胞模糊界面轮廓及真皮乳头，在扁平苔藓为弥漫性侵犯，在红斑狼疮为局灶性。

获得性色素病中白癜风的 RCM 显示，看不见正常的发亮 DEJ。此外，KC 在正常皮肤是亮多角形，在白癜风皮损因缺乏黑素呈低反射。在白癜风无损害皮肤 DEJ 区有异常分布发亮型（即色素）。特征性环状结构几乎看不到，可显示半环发亮结构，仅为部分真皮乳头的轮廓（扇形乳头）。窄波 UVB 治疗后，在 DEJ 可看到活化的黑素细胞，甚至在临床尚未见色素再生时。黑素细胞表现为两极或星形树枝状结构，伴明显毛囊周围分布。

3. 感染性皮肤病

（1）浅表真菌病：RCM 在表皮上部有高分辨率的皮癣菌菌丝，在表皮中呈亮线状分支结构。与光学显微镜所见一致。

（2）毛囊虫：RCM 显示多个圆形、边界清楚结构，是生活在毛囊中头部以下蠕形螨表现。

（3）疥疮：RCM 可在隧道见到虫体以及其粪便及虫卵。

（4）梅毒：有些研究显示，RCM 用于二期梅毒，可显示梅毒螺旋体，为长的、螺旋状发亮的颗粒。

4. 非外科治疗的评估

（1）用于 AK 应用咪喹莫特治疗后效果观察：RCM 能看到在肿瘤范围内咪喹莫特治疗后引起的临床及亚临床炎症反应。可活体观察到免疫调节作用，可见炎症细胞及特异性的朗格汉斯细胞，随后非典型 KC 凋亡。4 周后 RCM 随访可见非典型 KC 被规则蜂窝型替代。

（2）浅表 BCC 冷冻效果的观察：液氮应用后 5 小时在基底及真皮浅部早期细胞坏死，表示冷冻有效。RCM 可立即评估治疗效果并可指导第二次治疗的时期。

（3）RCM 还可用于以下疾病的激光治疗效果的评估：日光性黑子、血管损害、皮肤再生、痤疮瘢痕治疗后皮肤变化，对激光机制及不良反应的了解。

三、皮肤超声

皮肤超声检查是一种无创伤性诊断辅助技术。可对皮肤各层及其周围组织发生的异常进行定性及定量诊断，还可评估某些皮肤病的活动性和严重性，为治疗方式的选择提供有关信息。

皮肤超声在所有影像检查技术中能够达到最大穿透性/分辨率的平衡，可以很好地描述皮肤各层的特征。没有其他影像技术如计算机断层扫描的放射续发效应。不需注射增强剂。共聚焦显微镜、光学相干断层扫描可有高分辨率图像但穿透性很低（≤0.5 mm）。而用变频探头超声检查，当改变深度时不改变其穿透性/分辨率平衡。计算机断层扫描或磁共振对表皮及真皮的分辨率有限，测定小于 3 mm。皮肤超声可显示皮肤病可见损害的表现如厚度、回声反应性及血管型，很快获得疾病活动性相关信息，决定诊断及制订治疗方案。

（一）皮肤超声的技术要求

为了达到最佳检查效果，须用具有多探头彩色多普勒超声波机器及可变频率探头（频率≥15 MHz）。一般 14～15 MHz 用于观察皮肤各层，较低频率（7～13 MHz）用于观察较深组织。轴及侧分辨率分别是 100 及 90 μm/pixel。多普勒频率为 6.0 MHz±2%，最小观察到范围 2.3～5 mm，动态范围 65 dB/min。此设备有 16 个聚焦带，范围从 0.1～3.8 cm，扫描线 512/256。高频率在决定皮肤层次比低频率好。另外，在皮肤或指甲表面涂多量胶，不仅可以调节焦距，还能分散探头压力。通常不需冷却垫，皮肤应用时对浅表血管不要有任何压缩。小于 4 岁的儿童，在家长知情同意下给以水合氯醛（50 mg/kg）口服，以免小儿活动，生成人为的多普勒特殊曲线，影响诊断。

超声图像是以振幅的亮度显示，声波在通过各种物体时的程度不同，其显示的亮度不同。不同回声的形态特点、边缘、内部回声表现及后回声的强弱决定临床诊断。

（二）正常皮肤的超声图像

皮肤分为3层，表皮、真皮及皮下组织。皮肤各层的回声强弱依赖其结构成分而不同。在表皮其回声反射受角蛋白成分，在真皮受胶原成分，在皮下组织则受脂肪小叶的量的影响。

表皮超声图像，在非光滑皮肤（即不在掌跖区）表现高回声线，在光滑皮肤（掌跖）表现双层高回声平行线。真皮超声图像，表现高回声带亮度通常比表皮低，皮下组织表现低回声，脂肪层伴高回声纤维间隔。

甲的单位包括甲板（背面及腹面）、甲床（包括甲母质）及甲周组织（近端及侧缘皱襞）。甲板超声图像由于存在高角化成分，表现双层平行高回声结构。甲床表现为低回声并通常至甲母质下近端渐渐转为高回声。甲周皮肤图像和其他身体部位的图像相似，只是皮下组织较少脂肪细胞。在皮下组织及甲床可测出低速动脉及静脉血管。

（三）皮肤超声的临床应用

1. 良性皮肤疾病

（1）表皮囊肿：由于表皮囊肿壁的完整性情况不同，超声图像可有差别。壁完整的表皮囊肿表现为真皮及皮下组织内圆形无回声结构，常有连接索通向表皮面，也称为点。常见囊内的回声（碎屑），表现圆形或卵圆形低回声结构。偶也可出现巨大结构即"假睾丸表现"，即较亮的内面回声及无回声丝状区，大多数是压紧的角蛋白伴胆固醇结晶及有些营养不良性钙沉积的结果。当囊肿有炎症或破裂时，它可有较多不同的外形。角蛋白和混有炎症成分的物质释放至周围组织，边缘变成不规则或模糊，产生低回声异物样反应。通常不管哪个时期（完整或破裂），表皮囊肿均有高后方回声区的典型囊样结构。当表皮囊肿出现炎症及破裂相时，彩色多普勒能在囊肿周边测出血流增加。

（2）藏毛囊肿：是毛发断片巢组成的假囊性结构。通常易发生炎症并转为藏毛脓肿。超声表现在真皮及皮下组织中低回声卵圆形区，可见高回声线，提示是毛发断片。手术前超声检查可了解窦道及其分支，有利于手术效果。

炎症时彩超可显示囊肿周围丰富血管影像。因为囊肿手术后有高复发率，所以手术前从不同轴（上、下、斜、横）扫描，以了解其实际范围，对手术有指导意义。

（3）毛母质瘤：临床误诊率高至56%，典型图像示低回声靶形损害及高回声中心。68%～80%病例可在中心部测出高回声点与钙沉积相关。彩色多普勒可显示明显低速动脉及静脉血管，有时像血管肿瘤。此外，有的毛母质瘤呈囊样表现，表现固体囊结构伴一个反常的结节性低回声成分并被无回声液体所围绕。

（4）血管病变：超声检查对儿童血管瘤及血管畸形的诊断、鉴别诊断及处理有很大的帮助。血管瘤超声图显示为非实质性肿瘤，其超声图像根据其病期而不同。当增生早期倾向低回声及高血管形成，示动脉及静脉流及有时示动静脉旁路。后期，当部分消退期，超声图像多样，通常呈现混合低回声—高血管形成及高回声—低血管形成区。在全部消退期，血管瘤通常变为充满高回声及低血管形成。此外，在消退期可检出皮下组织不同厚度的脂肪成分。

血管畸形根据血管型，可显示无回声小管（动脉或静脉）、假囊性间隙（静脉或淋巴管）或高回声区（如毛细血管），在静脉畸形时常能发现高回声点，此与静脉石形成有关。

2. 皮肤恶性肿瘤

皮肤恶性肿瘤较多见的是基底细胞癌、鳞状细胞癌、黑素细胞瘤。超声图与组织病理评估肿瘤厚度有很好相关性，特别在黑素瘤的评估中更为明显。

基底细胞癌超声图表现低回声实质性损害，常有高回声点。在损害底部，血管生成轻度增加。

鳞状细胞癌也是低回声，并表现更具侵袭性，此病常侵犯较深淋巴结。

黑素瘤表现低回声，有时纺锤形损害常显示血管生成增加，此可解释它的高血管生成力。超声图也可显示卫星现象（距原发损害＜2 cm）、转移（距原发损害≥2 cm）及淋巴结转移。这些黑素瘤续发损害可表现多种卵形低回声结构。偶也可表现为无回声的模拟脓肿或积聚的液体。这些特征，除了有助于外科手术方式选择，还可用于非创伤治疗如光动力疗法及放射疗法的监察。

3. 炎症/感染性疾病

（1）银屑病：超声可探测到此病的皮肤、甲的细微变化，可监测其活动性及治疗效果情况。彩超可测出表皮的增厚及真皮上部低回声。可测出银屑病甲的早期到晚期变化，厚度增加及甲床低回声生成，在甲板腹侧局灶性高回声（有时亚临床）、波状甲板、最后两者增厚。在活动期银屑病斑块损害真皮及甲床可见血流增加。

（2）硬斑病：硬斑病的超声图可随病期表现不同。从活动期真皮增厚及回声生成降低，和皮下组织回声面积形成增加，到后期时真皮及皮下组织大大地萎缩。此外，彩色多普勒成像在急性期可测出病变处血管增加。损害活动性最确定的超声表现是皮下组织回声生成及皮肤血流增加（两者敏感性及特异性均是100%）。重要的是硬斑病损害可显示全部或部分增厚活性。另外，同一患者损害能有非同步表现，因是在不同活动期。

（3）跖疣：表皮及真皮表现梭形低回声结构。彩色多普勒图像真皮血管有不同变化，从低血流到高血流伴明显动脉血管。跖疣可伴有周围组织的其他炎症症状如跖滑囊炎。超声可以非创伤性检查支持诊断，也可监测治疗反应，特别在复发及症状持续的困难病例。

（4）化脓性汗腺炎：超声对病变可定性和定量，文献报道从早期到晚期过程可见毛囊增大，低回声真皮结节，无回声真皮液体集聚，低回声连接瘘管束，以及真皮液体集聚。彩色多普勒超声，真皮及浅层皮下组织血管生成增加。通常尽管侵犯广泛，淋巴结并不增大，然可显示淋巴结皮质增厚及低回声。

4. 甲病

应用超声对甲部疾病的诊断很有价值，因为甲组织很难做病理检查。在解剖学相关数据超声能区别甲板或甲周之间及指出其确切位置、范围、损害处血管。超声可以便于提供切除的适合部位，降低复发及改善美容。

（1）血管球瘤：超声显示位于甲床中心低回声结节。肿瘤中血管增加及损害下方通常可见骨缘结构轻度改变。

（2）甲下外生骨疣：在甲床中反常的带状高回声结构，连接远端趾骨边缘，通常向上取代甲板。也可与其邻近合低回声的肉芽肿性及瘢痕组织相关联。并与骨软骨瘤不同，因为后者示低回声覆盖到高回声骨带相当于软骨帽。

5. 外源成分

（1）异物：超声诊断异物，特别对射线可透过的物质很有用。根据其成分，异物可分类为有机（从活的组织而来）或惰性的。

碎片（木及荆棘）、鱼刺、玻璃片、金属片通常表现高回声线状或带状结构。玻璃及金属，可显示后反射人为现象。通常这些异物周围为低回声组织，相当于续发的炎症性肉芽肿反应。伴液体积聚要除外如血管瘤及脓肿或深部组织的侵犯。这些异物可远离穿入伤口的水平，故扫描的部位要大。在急性状态应避免胶接触开放伤口以防污染，要用无菌胶。此外，在软组织皮下气肿时，侧面接触伤口。

（2）美容充填物：有两种，生物性充填物（可降解的充填物）和合成充填物（不可降解的充填物）。前者主要有玻尿酸，纯玻尿酸或与利多卡因相混合的；后者有几种，常用物质是硅胶纯品或其油性配方、聚甲基丙烯酸甲酯及羟磷灰石钙等。超声显示这些充填物在皮下组织及真皮中弥散，因此通常用"真皮充填物"描述，这是不适当的解剖学定位。玻尿酸为无回声假囊性，3~6个月尺寸缩小。混合的充填物（玻尿酸及利多卡因）在假囊肿中有明显回声。相反，合成充填物常不能改变其大小或回声结构。硅胶超声生成，根据其品种而不同。纯硅胶无回声和完整的乳房植入物一样。硅胶油为高回声，显示后反射伪影或分散的人工产物和硅胶植入物破裂后，纯硅胶与乳房脂肪组织混合的情况相似。聚甲基丙烯酸甲酯表现为高回声点伴小彗星尾人工产物。羟磷灰石钙表现高回声带伴后声影人工产物，后者人工产物经典地描述为钙化结构。聚丙烯酰胺胶为另一种合成充填剂，超声表现多为卵圆形无回声假囊肿伴周围皮下组织回声增加。与能降解的玻尿酸相反，在注射6个月后消失。聚丙烯酰胺胶沉积物曾报道至少1年其大小不变。

（唐红利）

第四节 皮肤病的实验室检查

很多皮肤病根据临床症状及体格检查就可以作出诊断，但在某些病例中则尚需做实验室检查才能作出诊断。此外，实验室检查还可作为观察疾病发展、治疗中有无不良反应及疗效的指标。

一、细胞学检查

（一）细胞学诊断

在皮肤科中，细胞学诊断用于大疱性疾病、病毒引起的水疱性疾病及某些皮肤肿瘤（如基底细胞上皮瘤、鳞状上皮细胞癌、佩吉特病及网状细胞增生症等）。但它不能取代皮肤活检的组织病理学检查，因后者可提供更完全的资料；更不能作为恶性肿瘤的常规诊断手段，因它有引起肿瘤细胞发生播散的危险性。其方法如下。

1. 水疱性损害

一般选择小的、早期的及无感染的水疱，剪去疱顶，疱底面用消毒纱布吸干，然后用钝刀轻刮底面取材，以不出血为度。将刮取物很薄地涂于玻片上。在红斑性天疱疮或增殖性天疱疮中，必须先将其表面的痂去除后再取材。

2. 肿瘤

溃疡性肿瘤先去痂，再用钝刀或刮匙取材；未破溃的肿瘤，可用尖刀切开，再刮取材料，或用注射针头垂直刺入肿瘤中，然后用针筒抽取材料，涂于玻片上。用尖刀切开或针头刺入取材时，均不宜过深，尽量避免出血。如所取的材料较大，可先用两张玻片紧压后再做涂片。

以上两种损害还可采用印片法来取材，即用消毒玻片在疱底面、溃疡面紧压一下而获得所需的材料。

用上述方法制备的涂片在空气中干燥后染色，做镜检。也有学者主张涂片应立即用无水乙醇固定 2 分钟，再染色做镜检。染色可用吉姆萨（Giemsa）染色、HE 染色或帕彭海姆（Pappenheim）染色。

（二）Sezary 细胞检查

取患者耳垂血做涂片，立即在空气中干燥，先用甲醛固定，再用 0.1% 淀粉酶消化 30 ~ 60 分钟，PAS 染色后做镜检。

Sezary 细胞的特征为细胞核大而扭曲，核周有一圈狭窄的胞质，胞质中有空泡及伪足，其中含有 PAS 阳性的颗粒状物质，排列成项链状，此物质为耐淀粉酶消化的中性黏多糖。

（三）细针抽吸淋巴结

用一个 25 号或 27 号针抽吸淋巴结组织进行细胞学评价，对皮肤转移性恶性黑素瘤及鳞状细胞癌进行分期，也可对可疑的淋巴瘤进行评价。对有可触及淋巴结的黑素瘤患者，此技术具有高特异性与敏感性，若与流式细胞测定技术合用，有助于淋巴瘤与反应性皮肤病性淋巴结病的鉴别。

（四）皮肤窗技术

用一解剖刀将一数平方毫米的皮肤表面刮去，在其上滴加试验溶液，再覆盖玻片，在不同的时间间隔（如 3 小时、6 小时、12 小时、24 小时、48 小时）取下盖玻片并立刻覆盖另一盖玻片。将取下的盖玻片染色（一般的血液学染液），可对不同时间间隔的细胞反应作出评价。

二、皮肤组织病理学检查

皮肤活体组织检查对许多皮肤病的诊断、分类、治疗及判断预后有很重要的价值。

（一）适应证

1. 肿瘤

皮肤肿瘤及癌前期病变，特别是恶性肿瘤，以及在治疗后怀疑有复发趋势者。

2. 麻风及皮肤结核等肉芽肿性疾病

对各种不同类型的麻风及皮肤结核，在诊断、分类、判断预后及疗效观察等方面均有相当价值。

3. 大疱性皮肤病及变应性血管炎

有助于其诊断及分类。

4. 具有病原体的皮肤病

如各种深部真菌病、皮肤黑热病、猪囊虫病等，找到病原体即可明确诊断。

5. 具有相对特异性组织改变的皮肤病

如结缔组织病、慢性萎缩性肢端皮炎、皮肤淀粉样变性、放射性皮炎等，可协助临床诊断。

6. 具有一定特异性病变的某些炎症性皮肤病

如银屑病及扁平苔藓等。

（二）皮损的选择

①选择充分发育的、具有代表性的典型损害；②应尽量取原发性损害；③应同时取一部分正常皮肤，以便与病变组织作对比；④对水疱性、脓疱性与含有病原体的损害，应选择早期损害，在取材时应保持疱的完整性，勿使之破裂；⑤取材时应包括皮下组织，不能过浅；⑥环形损害应在边缘部取材；⑦当同时存在不止一种损害时，应各取其一做检查；⑧为观察疗效，治疗后的标本一定要在治疗前取材的同一部位采取。

（三）取材方法

取材时器械必须锐利，尽量避免损伤组织，及时放入固定液，并固定于适当的方向和位置。方法可分为外科手术法及钻孔法两种。

1. 外科手术法

适用于采取较深、较大的组织。方法：①常规消毒皮肤，局部麻醉数分钟后取材；②以利刀做菱形切口，刀应与皮面垂直，切口的方向应与皮纹一致；③切口应深及皮下组织，取材大小根据需要而定；④尽量不损伤组织，以免影响标本质量，造成诊断困难；⑤标本取下后，平放在吸水纸上或用大头针固定在小木板上，使之不致卷曲或歪斜，然后放入固定液小瓶中；⑥缝合切口，缝合时要将皮对齐，以免影响美观；⑦5~7日后拆线。

2. 钻孔法

此法简便易行，适用于病损较小或外科手术法取材有困难的病损。方法：①常规消毒皮肤，局部麻醉数分钟后取材；②根据皮损大小选择合适孔径的钻孔器，左手固定皮肤，右手用钻孔器在取材部位一面旋转，一面向下用力，钻到适当深度时（一般要求达到皮下组织），取出钻孔器，可用局部麻醉注射针头挑起标本，或用带齿小镊子轻轻夹起标本边缘，将标本提起，用小剪刀将标本从底部剪断；③标本立即放入固定液小瓶中；④对创口压迫止血，其上涂布少许碘仿，加压包扎。若活检标本取自面部应缝合切口。

三、皮肤过敏试验

本法用于测定被试者对某些物质（如花粉、细菌、食物、药物、化学品）是否过敏。常用的试验有以下几种。

（一）点刺试验

测定被试者对某种物质是否过敏，现在普遍应用点刺试验。点刺试验所用过敏原已经商品化。

1. 方法

患者上肢屈侧皮肤用75%乙醇消毒后，将少量的测试液滴在皮肤上，用锐针垂直通过该液刺破表皮2~3 mm深。如需做多个点刺，点刺间的间隔为2~3 cm。以组胺为阳性对照，生理盐水为阴性对照。

2. 结果

20分钟后观察结果，测量红斑大小与风团，与阳性及阴性对照相比较。

结果判断如下。

（－）未出现风团或风团大小不超过阴性对照；未出现红斑或红斑大小不超过阴性对照部红斑。需要注意的是，所有刮擦和点刺都会在某些患者的阴性对照部位引起风团或红斑，或两者均有。风团大小可能从几乎不可测的 1～2 mm 至明确的 5 mm；红斑大小可从模糊的 1～2 mm 至明确的 10 mm 或更大，因此结果判断必须和阴性对照对比。

（1＋）可能出现或未出现风团，如果出现，风团必须与阴性对照同样大或更大，红斑显著大于阴性对照。

（2＋）风团 5～7 mm，红斑大小超过 10 mm。

（3＋）风团 7～10 mm，并红斑大小超过 20 mm，可能出现轻微瘙痒。

（4＋）风团大小超过 10 mm 或有明显伪足的任何反应，红斑大小可能超过也可能不超过 3＋反应，很可能出现伪足和瘙痒。

（二）变态原特异性 IgE 检测

有放射变应原吸附试验及酶联免疫吸附试验（ELISA）。RAST 与皮肤试验相关性较好。

（三）口服激惹试验

有时需用口服一种药物、食物或化学制剂来确定一种皮疹的诊断或肯定其确切的病因。这些试验用于下列情况。

1. 确定药疹的病因或从一些药物中或复合药物中决定其某一种成分为药疹的病因

此试验仅用于所给的药物或选择的剂量不会引起严重的反应。此方法对证明固定性药疹是很有用的，但是如果药物反应为全身性的或急性的，则不应该用之。

2. 寻找食物过敏原

对食物过敏的患者，为发现其对哪一种特殊的食物过敏，可以每次只食一种食物来确定其过敏的食物。当发现对某一种食物过敏时，再给患者吃此食物来加以证实，因此在给此食物时应加以伪装，使患者不能认出是这种食物。

此试验可用于特应性皮炎、慢性或复发性荨麻疹，以及与过敏有关的皮肤病。此试验应小心地进行，而且要有较好的对照，并且取得患者的合作，才有价值。

3. 确定添加剂在慢性荨麻疹或血管性水肿中的作用，特别是苯甲酸盐及抗氧化剂的作用

这种试验可靠性还不完全肯定。

四、放射影像学检查

放射影像学检查如计算机断层扫描、磁共振成像、正电子发射断层显像均属 X 线。可用于皮肤科深部组织病变如肿瘤、炎症等的检查、诊断。

五、淋巴闪烁造影术

淋巴闪烁造影术可对肿胀的下肢淋巴系统进行功能评价。

（唐红利）

第三章

细菌性皮肤病

第一节　皮肤结核

一、概述

皮肤结核病是由结核分枝杆菌感染引起的皮肤病。结核分枝杆菌可以直接侵犯皮肤（外源性感染、接触感染），也可以从其他脏器的结核灶经血行播散或淋巴播散到皮肤（内源性感染、体内病灶播散）；可以是初次感染，也可以是再次感染。现在通常把皮肤结核分为两类。①结核分枝杆菌直接导致的皮肤病损，即原发性皮肤结核与再感染性皮肤结核；包括原发性皮肤结核综合征（结核性下疳）、寻常狼疮、疣状皮肤结核、瘰疬性皮肤结核、播散性粟粒性皮肤结核、溃疡性皮肤结核或腔口皮肤结核。②由结核分枝杆菌超敏反应所致的皮肤病损，又称结核疹。包括丘疹坏死性结核疹、硬红斑、瘰疬性苔藓及颜面播散性粟粒狼疮。

二、诊断

（一）病史特点

1. 结核分枝杆菌直接导致的皮肤病损

（1）原发性皮肤结核综合征：少见。见于未接受卡介苗接种者。病损位于面部或其他暴露部位。为丘疹，无触痛，后形成潜行性溃疡伴肉芽肿性基底。局部淋巴结肿大、不痛。可形成瘘管。

（2）寻常狼疮：通常为小的边界清楚的红棕色丘疹或结节（果酱样结节）。边缘逐步扩大，中央萎缩，形成斑块。有时中央溃疡，边缘又有新的结节产生。迁延不愈，有4种临床类型：斑块型、溃疡型、增殖型和结节型。

（3）疣状皮肤结核：常见于手部、下肢。为单侧、疣状斑块，边缘生长缓慢而不规则，可以相互融合成乳头状、中央萎缩，可以从病损中挤出脓液。可持续数年，也可自愈。

（4）瘰疬性皮肤结核：坚实的无痛性皮下结节，逐渐增大、化脓形成溃疡和窦管，溃疡呈潜行性边缘与肉芽肿基底。可排出有干酪样物的稀薄脓液。

（5）播散性粟粒性皮肤结核：少见，主要见于免疫低下者。针头到粟粒大小的红色斑疹或丘疹，常见疱疹、紫癜和中央坏死。

（6）溃疡性皮肤结核或腔口皮肤结核：主要见于口腔、口周、肛周、外阴。病损初为红色丘疹，发展成为疼痛性、软的、浅溃疡。

2. 结核疹

（1）丘疹坏死性结核疹：慢性、复发性、坏死性的双侧皮肤丘疹。愈后留瘢痕。通常位于肢体伸侧，成串分布。皮损呈无症状的、铁锈色小丘疹，中央结痂。

（2）硬红斑：多见于青年女性，好发于小腿屈侧，触痛性结节或斑块，可以破溃、形成瘢痕。

（3）瘰疬性苔藓：儿童多见，好发于躯干，多突然发生，无自觉症状。为粟粒大小的丘疹，上覆细小鳞屑，可呈肤色、淡红色、黄红色或黄褐色。群集分布，呈苔藓样外观。

3. 颜面播散性粟粒狼疮

皮损好发于眼睑、颊部及鼻附近。直径 1~2 mm 的半透明状结节，淡红色、紫红色或淡褐色。表面光滑，质地柔软，玻片压诊呈苹果酱色。

（二）检查要点

皮肤结核的皮损有下列特点，且多无自觉症状，检查时可得到提示。

（1）粟粒大小的丘疹主要见于全身性粟粒性皮肤结核、颜面播散性粟粒性狼疮、瘰疬性苔藓，也可以见于丘疹坏死性结核疹。

（2）半透明"果酱样"结节，质软，主要见于寻常狼疮、颜面播散性粟粒性狼疮。

（3）溃疡与瘢痕交错发生，主要见于溃疡性皮肤结核、瘰疬性皮肤结核、硬红斑；其中，前两者溃疡底部多为肉芽组织。

（4）疣状增生主要见于疣状皮肤结核。

（三）辅助检查

1. 结核分枝杆菌直接导致的皮肤病损

（1）寻常狼疮：最显著的特征是典型的结核性肉芽肿，伴上皮样细胞、朗格汉斯巨细胞、单一核细胞浸润。干酪样坏死极少见，抗酸杆菌极少。

（2）疣状皮肤结核：呈假上皮瘤样增生，伴角化过度和致密的炎症细胞浸润，以中性粒细胞和淋巴细胞为主。上皮样巨细胞可见，但很少见到典型的结核样结节及抗酸杆菌。

（3）瘰疬性皮肤结核：在真皮深部可见典型的结核样结节与抗酸杆菌。

（4）播散性粟粒性皮肤结核：组织学上，呈微脓疡伴组织坏死及非特异性炎症细胞浸润。并见大量结核分枝杆菌。

（5）溃疡性皮肤结核或腔口皮肤结核：真皮深部和溃疡壁可见结核结节伴抗酸杆菌。

2. 结核疹

（1）丘疹坏死性结核疹：组织学上，病损呈真皮上部至表皮楔形坏死。上皮样细胞与朗格汉斯巨细胞可见。闭塞性肉芽肿性血管炎伴核尘可见。

（2）硬红斑：呈间隔性脂膜炎，血管周围炎性浸润，脂肪坏死，异物巨细胞肉芽肿纤维化及萎缩可见。

（3）瘰疬性苔藓：可见毛囊周围和汗管周围结核样肉芽肿。通常无干酪样坏死，无抗酸杆菌。

（4）颜面播散性粟粒性狼疮：真皮结核性浸润，伴干酪样坏死。可见血管栓塞，无抗酸杆菌。

（5）其他辅助检查：包括旧结核菌素试验（OT）、胸部 X 线检查、皮损处脓液（干酪样物）直接涂片或培养等。

（四）鉴别诊断

1. 结核分枝杆菌直接导致的皮肤病损

（1）寻常狼疮应与盘状红斑狼疮相鉴别：后者起病慢，多无溃疡，组织病理学可资区别。

（2）疣状皮肤结核应与皮肤着色芽生菌病相鉴别：后者多有外伤史，病情进展慢，组织病理学与病原学检查可资区别。

（3）瘰疬性皮肤结核应与孢子丝菌病、放菌病相鉴别：主要借助于病史、组织病理学与病原学检查以区别。

2. 结核疹

（1）瘰疬性苔藓应与毛发苔藓、扁平苔藓、光泽苔藓等相鉴别：后几种疾病组织学上没有结核样肉芽肿，并有各自的特点。

（2）颜面播散性粟粒性狼疮应与寻常痤疮和扁平疣相鉴别：后两者不呈果酱样改变。组织病理学也迥异。

（3）硬红斑应与结节性红斑相鉴别：后者多位于小腿伸侧而不是屈侧，多无溃疡。组织病理学表现也不同。

三、治疗

（一）结核分枝杆菌直接导致的皮肤病损

1. 抗结核药物全身治疗

（1）异烟肼：为首选药物，每日 0.3 g，顿服。也可用异烟腙，每日 1.5 g，顿服。异烟肼的不良反应为肝损害和神经炎。

（2）链霉素：成人每日 0.75～1 g 肌内注射，小儿每日 15～20 mg/kg，肌内注射不良反应为听神经损害及肾功能损害。

（3）对氨基水杨酸钠（PAS-Na）：成人每日 8～12 g，分 4 次口服；儿童每日 0.2～0.3 g/kg。不良反应为胃肠道反应与肝肾功能损害。

（4）利福平：成人每日 450～600 mg，顿服，不良反应有肝损害及外周血白细胞减少等。

（5）乙胺丁醇：每日 25 mg/kg，分 2～3 次口服，维持量每日 15 mg/kg。不良反应有球后视神经炎、胃肠反应等。

主张联合用药，疗程至少在半年，以保证疗效与防止细菌耐药。如异烟肼、利福平、乙胺丁醇联合应用，异烟肼、利福平、链霉素联合应用，异烟肼、链霉素、对氨基水杨酸钠联合应用等。3 种药物联合治疗 1～3 个月后改用 2 种药物联合治疗，6～9 个月后再用异烟肼维持治疗一段时间。

2. 局部外用药物

可外用 15% 对氨基水杨酸钠软膏、5% 异烟肼软膏或利福定软膏，以及对症处理。

3. 手术清除瘘管

应在病情停止活动后进行。

（二）结核疹

（1）常用异烟肼或利福平，以抑制细菌抗原的产生。

（2）加用其他抑制变态反应、抑制炎症介质或抑制增生的药物，如雷公藤、维 A 酸等。

（3）对症处理。

四、预后

随着生活水平的提高，皮肤结核现已少见且预后良好。经过早期、足量、规则、联合治疗，患者能够完全康复。但需警惕其在流动人口及免疫低下人群中的疾病状况。

（唐红利）

第二节　麻风病

一、概述

麻风病又称汉森病，是以皮肤变形、外周神经受损和畸残为特点的一种慢性传染病。麻风病是由感染引起的，潜伏期很长，难以早期诊断。麻风杆菌是一种细胞内、抗酸、革兰染色阳性杆菌。麻风病的潜伏期为 6 个月至 40 年，结核样型麻风（TT）平均为 4 年，瘤型麻风（LL）平均为 10 年。麻风病有 3 种类型：结核样型、瘤型和界线类，后者又有亚型。现在认为，麻风病是一种病谱性疾病，患者病情随着其免疫力变化而变化。尚不清楚麻风病究竟是如何传播的，目前认为麻风杆菌是通过飞沫、痰液，通过呼吸传播或接触传播，经过破损的黏膜或皮肤进入未感染者。偶尔或短期接触并不传播此病。绝大多数接触麻风杆菌的人并不患病，可能是其免疫系统成功抵抗了感染。

二、诊断

（一）病史特点

麻风病的症状主要有皮肤损害、感觉麻木、肌无力。

1. 皮肤损害

皮损区域肤色比患者的正常肤色浅，皮损区域的热觉、触觉、痛觉减低。

2. 感觉麻木

手、上肢、足或下肢感觉麻木或缺如。

3. 肌无力

因为麻风杆菌繁殖很慢，患者的症状往往在感染 1 年后，平均为 5～7 年才出现。患者的症状常很轻，以至于到皮损出现后才意识到。约 90% 的患者在皮损出现前几年就开始有麻木感了。麻风病主要影响皮肤和周围神经。皮肤受累产生皮疹，周围神经受累造成支配区域的皮肤感觉麻木和肌肉无力。首先是肢端温度觉丧失，其次是触觉丧失，再次是痛觉，最后是深压觉丧失。在手、足特别明显。症状开始出现后，疾病缓慢进展。

麻风病根据皮损的类型和数目分为结核样型、瘤型和界线类。

在结核样型麻风，皮疹出现，组成一个或扁平的、有点白色的区域，该区域感觉麻木，因为细菌损害了下面的神经。

在瘤型麻风，出现许多小的丘疹或较大的、大小不一、形态不一的高起的皮损。比结核样型麻风有更多的区域呈现麻木感，某些肌群可出现无力。

界线类麻风兼有结核样型麻风和瘤型麻风的特点。如果不治疗，界线类麻风可能转为结核样型麻风或恶化为瘤型麻风。

麻风病最严重的症状是周围神经被感染。它引起患者触觉退化，痛觉和温度觉丧失。周围神经受损者对烧灼、切割等伤害无意识痛楚。周围神经受损可能最终导致手指、脚趾残缺。周围神经受损也可以引起肌无力，造成"爪形手"和垂足畸形。皮肤感染可以造成局部肿胀，后者可能导致面部毁形。

麻风病患者可以有足跖疼痛、慢性鼻塞其至鼻塌陷或鼻毁形。眼损害可致盲。男性瘤型麻风患者有勃起障碍和不育，因为睾丸感染可以减少精子数目。

在未经治疗其至经过治疗的患者，机体免疫应答可以产生炎症反应，包括发热，皮肤、周围神经的炎症，以及较少见的淋巴结、关节、肾、肝、眼、睾丸的炎症。

（二）检查要点

主要检查 3 个区域的体征，即皮肤损害、神经损害和眼损害。

1. 皮肤损害

判断皮损的数目和分布。常见的最初皮损是色素减退性斑片，边缘稍隆起。也常见斑块。皮损可以伴或不伴感觉减退。界线类皮损常位于臀部。

2. 神经损害

评估感觉减退的区域（温度觉、轻触觉、针刺痛觉和无汗区域），尤其是支配躯干神经的区域和皮神经区域。最常受累的神经是胫后神经、尺神经、正中神经、眶上神经等。除了感觉丧失外，可有僵硬和运动受限。

3. 眼损害

眼损害是最常见的面部损害。"兔眼"（眼睑不能闭合）常见于瘤型麻风晚期，是由于第 7 对脑神经（面神经）受累所致。第 5 对脑神经（三叉神经）的眼支受累可以造成眼睑外翻、眼干燥和不能眨眼。

（三）辅助检查

因为麻风杆菌不能在实验室培养基里生长，组织培养和血培养对诊断没有用。感染皮肤组织活检镜下观察有助于诊断。

1. 皮肤活检及组织学检查

皮损中见到发生炎症的神经可以视为诊断标准。活检标本可以见到麻风病的特征表现和抗酸杆菌的存在。活检对确定细菌指数（BI）和细菌形态指数（MI）有用，后者可以用于评估病情和治疗效果。

组织学表现在各型不同。

（1）未定类麻风（IL）：没有特异性组织学表现。可见散在的组织细胞和淋巴细胞，部分集中在皮肤附属器和神经周围。有时可在神经束中见到抗酸杆菌。真皮肥大细胞的数目可能增多。

（2）结核样型麻风（TT）：可以在真皮乳头层见到完整的上皮样肉芽肿，常围绕着神经、血管结构。肉芽肿周围有淋巴细胞，后者可以伸入表皮。朗格汉斯巨细胞常见，真皮神经毁损或肿胀。观察不到抗酸杆菌。S-100在鉴定神经片断及与其他肉芽肿鉴别时有用。

（3）界线类偏结核样型（BT）：明显的和弥漫的上皮样肉芽肿，但很少或看不见朗格汉斯巨细胞。表皮中很少有淋巴细胞。细菌很少或看不到，但可以在皮神经和竖毛肌中看到。神经中度肿胀。

（4）中间界线型（BB）。

（5）弥漫的上皮样肉芽肿，缺乏朗格汉斯巨细胞。表皮下可以见到未浸润的真皮乳头层即边界带或无浸润带。神经轻度肿胀，可见中等数量的抗酸杆菌。

（6）界线类偏瘤型（BL）：较小的肉芽肿，伴一定的泡沫样改变。大量淋巴细胞可见。神经常呈洋葱皮状外观。可见少数上皮样细胞。

（7）瘤型（LL）：真皮无浸润带下方可见大量泡沫样巨噬细胞，其中有大量抗酸杆菌。淋巴细胞稀少。瘤型麻风的结节或皮肤纤维瘤样损害，称为组织瘤样麻风。

2. 麻风菌素试验

该试验标志着宿主对麻风杆菌的抵抗力。它的结果并不能确诊麻风病，但它对确定麻风的类型有帮助，可以区别结核样型麻风和瘤型麻风。阳性结果提示细胞介导的免疫，可以在结核样型麻风中见到。阴性结果提示缺乏对疾病的抵抗，可以在瘤型麻风中见到。阴性结果也提示预后不好。麻风菌素试验的评估：细菌注射进前臂，48小时后评估反应，它代表对麻风杆菌的迟发型变态反应或者是对分歧杆菌与麻风杆菌交叉的迟发型变态反应。3～4周后观察到的反应称为麻风菌素反应，代表免疫系统能够发生有效的细胞介导的免疫反应。

3. 血清学检测

尽管它们用于多菌性疾病，但是在麻风病中并未广泛开展，因为它们不能稳定地探测早期麻风或轻微的麻风。血清学检查可以检测针对麻风杆菌的特异性PGL-I抗体。这在未经治疗的瘤型麻风患者中很有用，因为这类患者的80%以上有抗体。然而，在少菌型麻风只有40%～50%的患者存在抗体。

4. 聚合酶链反应（PCR）

PCR并未在麻风病中广泛开展。PCR可以用于鉴定麻风杆菌，一般在检测到了抗酸杆菌而临床和组织学表现又不典型时采用。一步法逆转录聚合酶链反应（RT-PCR）在组织液涂片标本和活检标本中敏感性较高，在治疗过程中监测细菌清除情况时有用。

（四）诊断标准

主要根据临床表现，可以根据下列3项中的1项或1项以上。

（1）色素减退性斑片或红色斑片，伴有明确的感觉丧失。

（2）周围神经粗大。

（3）皮损组织液涂片或活检可见抗酸杆菌。

麻风病可以分为多菌型麻风和少菌型麻风。少菌型麻风包括未定类、结核样型、界线类偏结核样型，皮肤组织液涂片查菌阴性。多菌型麻风包括瘤型、界线类偏瘤型、中间界线类，皮肤组织液涂片查菌阳性。

（五）鉴别诊断

麻风病应与结节病、皮肤结核、环状肉芽肿等鉴别。

1. 结节病

患者没有感觉障碍，没有神经粗大，病理学结节边缘淋巴细胞较少，呈"裸结节"。

2. 皮肤结核

患者没有感觉障碍，没有神经粗大，病理学上呈"结核性肉芽肿"，有干酪性坏死。

3. 环状肉芽肿

患者没有感觉障碍，没有神经粗大，病理学上呈"栅栏样肉芽肿"。

三、治疗

（一）药物治疗

1. 抗生素治疗

抗生素治疗应于早期进行，抗生素能够阻止麻风进展，但不能逆转患者的神经损害与畸形。因此，早期诊断和早期治疗极为重要。抗生素治疗的目标是阻止感染、减少死亡、预防并发症、消灭疾病。常用的一线抗生素有氨苯砜、利福平类（包括利福定等）、氯苯酚嗪。二线抗生素有喹诺酮类（包括氧氟沙星、环丙沙星等）、米诺环素、克拉霉素等。

麻风杆菌可以对某些抗生素产生耐药，故自 1981 年起，WHO 推荐联合化疗（MDT）。MDT 为可以预防氨苯砜耐药，快速减退传染性，减少复发、麻风反应和畸残。疗程一般是 6 个月至 2 年。少菌型麻风是 2 种药物联合，多菌型麻风是 3 种药物联合。

少菌型麻风：氨苯砜加利福平 600 mg，每月 1 次，服 6 个月。

多菌型麻风：氨苯砜加利福平 600 mg，每月 1 次；加氯苯酚嗪 300 mg 每月 1 次及 50 mg/d，服用 1 年。

2. 免疫调节剂

主要包括泼尼松、沙利度胺。泼尼松 40～60 mg/d［最多 1 mg/（kg·d）］，口服治疗 Ⅰ 型和 Ⅱ 型麻风反应，至消退后减药，每 2～4 周减 5 mg。沙利度胺 300～400 mg/d 直到 Ⅱ 型麻风反应被控制；然后减量为 100 mg/d 维持一段时间。

（二）物理疗法、手术与纠正畸残

对于晚期患者，必须给予物理治疗以防止畸残。对于有畸残的患者如"兔眼"等，必要时进行手术治疗。

（三）社会学与心理治疗

对于麻风患者给予关爱，不主张与社会隔离，同时让他们做一些力所能及的工作。

四、预后评价

预后取决于病期与类型。严重的后果为永久的神经损坏，畸残。早期诊断与治疗可以减少损害，阻断传染，防止畸残，使患者回归正常生活。

（唐红利）

第三节　腋毛癣

一、概述

腋毛癣是由纤细棒状杆菌侵犯腋毛或阴毛毛干引起的疾病，它实际上不是一种真菌病。

二、诊断

（一）病史特点

（1）夏季多发，皮肤正常。

（2）典型的腋毛癣无症状，但患者可能主诉汗液有异味。

（3）患者腋毛或阴毛毛干上发生黄色、红色或黑色的集结物，有时似"鞘"。

（二）检查要点

（1）腋毛毛干上见散在的小结节，与毛干牢固黏着，在腋毛中间部分最易见到。

（2）结节呈黄色、红色、黑色，蜡样，直径 1～2 mm。

（3）毛干失去光泽，变脆易断。

（4）其下方皮肤正常。

（三）辅助诊断

1. 病毛直接镜检

结节状不规则菌鞘包绕毛干。其内有短而纤细的菌丝。革兰染色细菌呈阳性的、细长的棒状。

2. 细菌培养

一般不推荐细菌培养（必要时仍可以做）。

（四）鉴别诊断

1. 阴虱病

阴虱病为寄生于人的阴毛、腋毛上的阴虱叮咬其附近皮肤，从而引起瘙痒的一种传染性寄生虫病。其卵则可牢固地黏附在阴毛上。临床上可见红色丘疹、阴毛上白色附着物（虫卵），患者感瘙痒，内裤见红色皮屑，可见继发的湿疹或毛囊炎。将拔下的病毛置于显微镜下可见到虱卵，甚至阴虱。

2. 毛结节病

毛结节病是毛发的真菌感染，由毛结节菌感染引起，主要侵犯头发，也可侵犯阴毛。毛干上形成硬的小结节，毛发变脆易折断。病发经氢氧化钾溶液处理后，可在显微镜下见到菌丝与关节孢子。

三、治疗

（1）剃除患处毛发。

（2）局部外用药物治疗。①除汗剂：20% 三氯化铝溶液，1%～3% 甲醛液外用及除汗粉剂外用。②外用抗菌药物：可选择克林霉素溶液或凝胶外用，红霉素软膏或凝胶外用，

5% ~10% 硫磺软膏外用。③其他皮肤用品：含 2.5% 、5% 或 10% 过氧化苯甲酰的凝胶、乳膏或洗液均有效。

四、预后

腋毛癣预后良好，易于治疗。但如果不采取预防措施，可以复发。

（唐红利）

第四节　皮肤炭疽

一、概述

炭疽是由炭疽杆菌引起的动物源性急性传染病，是人畜共患传染病。原系食草动物（羊、牛、马等）的传染病，人因通过接触病畜或其产品而感染，它的传染途径主要有 3 种：一是经伤口的皮肤接触感染（皮肤炭疽），二是由呼吸道吸入感染（肺炭疽），三是经食用被污染的肉品而感染（肠杆菌）。炭疽杆菌是一种革兰阳性、兼性厌氧、有荚膜的棒状菌。该菌的芽孢耐力强、不易破坏，在土壤和动物产品中可存活数十年。皮肤炭疽系经有伤口的皮肤接触感染。

二、诊断

（一）病史特点

潜伏期一般为 1~5 日。皮肤炭疽多见于面、颈、肩、手和脚等暴露部位。起初为红色丘疹或结节，无痛或瘙痒。接着中央发生水疱、溃疡、坏死、出血，直径一般为 1~3 cm。进而病变周围出现较密集的小水疱，并出现显著的非凹陷性水肿，水肿区可达 10~20 cm。其后形成浅溃疡，并形成炭末样黑色干痂，故名炭疽。黑痂于 1~2 周后脱落，痂下的肉芽组织愈合而形成瘢痕。局部淋巴结肿大。有时伴有肌痛、头痛、发热、恶心和呕吐等全身症状。感染可以经过血液而散布全身。少数病例局部可无黑痂而呈大片状水肿（恶性水肿），可迅速进展为大片坏死，多见于眼睑、颈、大腿组织疏松部位。

（二）检查要点

（1）皮损区水肿、坏死而无脓液。曾称"恶性脓疱"；尽管既不是恶性肿瘤，又没有脓疱。

（2）皮损无痛或仅有轻微瘙痒。因为细菌毒素破坏了局部的真皮神经末梢纤维。

（3）即使经过抗生素治疗，皮损也经过典型的黑痂过程。

（三）辅助检查

1. 一般检查

患者外周血白细胞计数大多增高，一般为 $(10 ~ 20) \times 10^9/L$，少数可高达 $(60 ~ 80) \times 10^9/L$，以中性粒细胞为主。

2. 特殊检查

（1）皮损区取材细菌培养及革兰染色可分离鉴定炭疽杆菌。

（2）组织病理学：皮肤炭疽呈"痈"样病灶，可见界限分明的浸润，中央隆起呈炭样黑色痂皮，四周为凝固性坏死区；上皮组织呈急性浆液性出血性炎症，间质水肿显著；坏死区及病灶深处均可找到炭疽杆菌。

（3）血清学检查：琼脂扩散试验、间接血凝试验、补体结合试验及炭疽环状沉淀试验等有助于诊断。

（四）诊断步骤

根据接触史、临床表现和辅助检查，结合流行病学资料进行诊断。对于并发肺炭疽、肠炭疽、炭疽杆菌败血症的患者，结合相关资料不难作出诊断。

肺炭疽多为原发性，也可继发于皮肤炭疽。可有胸闷、胸痛、咳嗽、咳痰、咯血、寒战、高热、呼吸窘迫。

胸部 X 线检查见纵隔增宽、胸腔积液及肺部炎症。肠炭疽可表现为急性肠炎型或急腹症型。脑膜炭疽（炭疽性脑膜炎）有脑膜刺激症状，剧烈头痛、呕吐、昏迷、抽搐，脑脊液可呈血性。

（五）鉴别诊断

皮肤炭疽需与痈、疏松结缔组织炎等进行鉴别。

三、治疗

1. 一般治疗

患者隔离、卧床休息，污染物或排泄物严格消毒或焚毁。对症处理与支持疗法要及时。

2. 局部治疗

局部用 1∶5 000 高锰酸钾液洗涤，可敷以抗生素软膏。避免按压皮损或手术切除皮损，以防止发生败血症。

3. 全身治疗

（1）首选青霉素：皮肤炭疽成人青霉素用量为 160 万~400 万 U，分次肌内注射，疗程 7~10 日。

（2）青霉素过敏者，可选用四环素、多西环素或红霉素。

（3）对并发肺炭疽、肠炭疽、脑膜炭疽或败血症者，青霉素每日 1 000 万~2 000 万 U 静脉注射。可同时合用氨基糖苷类抗生素，疗程至少 2 周。

（4）对皮肤恶性水肿等重症患者适当应用肾上腺皮质激素，以控制病情发展、减轻毒血症。可以给予氢化可的松 100~300 mg/d。

四、预后评价

如果治疗及时，皮肤炭疽可以康复。并发肺炭疽、肠炭疽、脑膜炭疽或败血症者，预后欠佳。

（盛　宇）

第五节　棒状杆菌癣样红斑

一、概述

棒状杆菌癣样红斑又称红癣，是间擦部位皮肤的一种慢性浅表感染，由微细棒状杆菌引起。微细棒状杆菌是条件致病菌，常寄生于人的皮肤表面、鼻、咽、眼结膜、外耳道等处。因该病皮损与体癣类似，故名棒状杆菌癣样红斑。

二、诊断

（一）病史特点

（1）暗红色或褐色斑片，位于皮肤皱褶处如腋窝、乳房下、起皱腹股沟部、臀缝、肛周等部位。

（2）可无自觉症状或有瘙痒。

（3）感染常呈单侧性，可持续数月至数年。

（4）糖尿病患者中可见泛发性红癣，其皮损可广泛分布于躯干和四肢。

（二）检查要点

（1）上述间擦部位边界清楚、边缘不规则的红色、褐色斑片；皮损起初光滑，以后起皱，伴有鳞屑。

（2）大腿内侧、腹股沟、阴囊、趾间最常受累，腋窝、乳房下、脐周等处次之。

（三）辅助检查

（1）Wood 灯检查皮损处可见珊瑚红色荧光，但就诊前沐浴者可能阴性。

（2）革兰染色提示革兰阳性微细棒状杆菌。

（3）细菌培养可资鉴定病原菌。

（4）组织学检查时，表皮角质层中可见棒状、丝状细菌外观。

（四）鉴别诊断

需要与以下疾病鉴别。

1. 股癣

炎症反应比棒状杆菌癣样红斑明显，边界清楚，边缘脱屑，可有水疱形成。鳞屑真菌检查阳性。

2. 花斑癣

好发于躯干上部，伴光亮皮屑。Wood 灯检查呈黄色荧光。鳞屑真菌检查呈糠秕马拉瑟菌阳性。

3. 皮肤念珠菌病

好发于间擦部位，局部浸渍湿润，真菌检查呈念珠菌阳性。

4. 非感染性疾病

如脂溢性皮炎、神经性皮炎、脂溢性银屑病等，这些病在 Wood 灯光下不显荧光。

三、治疗

（一）系统治疗

1. 大环内酯类

红霉素 250 mg，每日 4 次，口服 7~14 日，克拉霉素 1 g 顿服。

2. 四环素

四环素 250 mg，每日 4 次，口服 2 周。

（二）局部外用药物治疗

（1）2%~4% 红霉素软膏每日 2 次，外用，用 4 周。

（2）2% 夫西地酸乳膏外用。

（3）2% 咪康唑乳膏外用。

（4）魏氏膏（6% 苯甲酸、3% 水杨酸）外用 4 周，注意有局部刺激。

（5）2% 克林霉素液外用。

四、预后

本病预后良好。

（盛　宇）

第六节　蜂窝织炎

蜂窝织炎是皮下组织、筋膜下、肌间隙的急性弥漫性化脓感染。病原菌主要为溶血性链球菌及金黄色葡萄球菌。大部分皮损是原发的，细菌通过小的皮肤创伤而侵入；有的可由淋巴及血行感染所致。

一、诊断

1. 临床特点

初起为弥漫性浸润性斑块，边界不清，迅速向四周扩散，局部发热，疼痛明显，伴有寒战、高热和全身不适等症状。红斑呈显著性凹陷性水肿，严重者可发生水疱或深在性脓肿。常伴有淋巴结炎、淋巴管炎，甚至发生败血症。好发于四肢、颜面、外阴、肛周等部。发生于指（趾）的蜂窝织炎局部有明显的搏动痛及触压痛。慢性蜂窝织炎常呈板样硬化，色素沉着或潮红，疼痛不明显，可见皮肤硬化萎缩改变，类似于硬皮病，好发于小腿远端及踝上部，又称为硬化性蜂窝织炎。如损害反复发作，称为复发性蜂窝织炎，常在唇部或颊部等处间歇性发作，略红，几日可消退，可误诊为血管性水肿。

2. 实验室检查

外周血白细胞总数增高，中性粒细胞增多，急性期红细胞沉降率加快。发生于眼眶及鼻旁窦部位的蜂窝织炎，应做头部 CT、拍 X 线片，发现原发病灶，如鼻窦炎等。脓液应做细菌培养及药敏试验。

二、治疗

治疗原则为抗炎、止痛、控制病情以防转为慢性。应加强营养、卧床休息。

1. 全身疗法

（1）早期应用高效、足量抗生素，如青霉素、头孢哌酮、氧氟沙星或林可霉素等。有时应根据脓液培养和抗生素药敏试验结果选用合适的抗生素。

（2）补充足量维生素，如维生素 C、复合维生素 B、维生素 E 等。

（3）可酌情给予解热止痛药。

2. 局部治疗

（1）注意休息，抬高患肢，未成脓时可做局部热敷。早期可用生理盐水敷料敷于患部或用 50% 硫酸镁溶液冷湿敷，然后敷以 10% 鱼石脂软膏或莫匹罗星软膏、环丙沙星软膏等包扎。

（2）局部可用紫外线及超短波理疗。

（3）已化脓者必须切开引流。

（盛　宇）

第四章

病毒性皮肤病

第一节　单纯疱疹

单纯疱疹病毒（HSV）能够引起多种感染，如黏膜皮肤感染、中枢神经系统感染及偶见的内脏感染。人疱疹病毒分 1 型和 2 型，HSV-1 主要经过呼吸道、消化道或皮肤黏膜直接与感染性分泌物密切接触而传播，HSV-2 则主要经过性接触导致生殖道传播，新生儿可经产道感染。

一、病因与发病机制

1. 病原特性

HSV-1 主要侵犯面部、脑及腰以上部位，HSV-2 主要侵犯生殖器及腰以下部位，但并非所有病例都如此分布。

2. 感染—潜伏—激活

病毒侵犯表皮、真皮细胞及神经节，并在其中复制，局部出现病变；病毒侵入后沿局部神经末梢上行进入神经节，经过 2 ~ 3 日的复制后进入潜伏状态，在机体受到刺激（如外伤、免疫功能下降），病毒被激活，开始重新复制，并沿该神经节的神经分支下行播散到外周支配的表皮细胞、真皮细胞等，而发生疱疹。

3. 传染源及传播途径

急性期患者及慢性带毒者均为传染源。可通过黏膜或皮肤微小损伤部位直接接触感染；HSV-1 主要通过空气飞沫传播，HSV-2 主要通过性交及接吻传播。HSV 也可经消化道、母婴垂直传播。

二、临床表现

临床上可分两型：①原发型，可有发热（体温高达 39 ℃左右），周身不适，局部淋巴结肿大病程为 7 ~ 10 日；②复发型，临床症状较轻，病程短。

潜伏期 2 ~ 12 日，平均 6 日，几乎所有的内脏或黏膜表皮部位都可分离到 HSV。

1. 皮肤疱疹

好发于皮肤和黏膜交界处，以唇缘、口角、鼻孔周围等处多见。初起局部皮肤发痒、灼热或刺痛、充血、红晕，出现成簇米粒大小水疱，可发 2 ~ 3 簇。疱液清，壁薄易破。2 ~ 10 日后干燥结痂，脱痂不留瘢痕。

2. 疱疹性牙龈口腔炎

多发于 1~5 岁儿童。口腔、牙龈上出现成群水疱，破溃、溃疡，剧痛，易出血，在唇红部和口周围常发生水疱，可有发热、咽喉疼痛及局部淋巴结肿大、压痛，经 3~5 日溃疡愈合，发热消退。病程约为 2 周。口腔疱疹还有溃疡性咽炎、口腔或面部疱疹或浅溃疡。

3. 疱疹性瘭疽

手指的 HSV 感染是原发性口或生殖器疱疹的一种并发症，病毒可经手指上皮破损处进入或由于职业及其他原因而直接进入手内。临床表现为感染的手指突发水肿、红斑、局部压痛、水疱和脓疱，常出现发热、肘窝和腋窝淋巴结炎。

4. 眼疱疹

表现为一种急性角膜结膜炎，多为单侧性，初起眼睑红肿、疼痛、视物模糊，继则出现小疱（滤泡性结膜炎），约 2/3 侵犯角膜，表现树枝状或葡萄状角膜溃疡。

5. 中枢及外周神经系统的 HSV 感染

（1）急性脑炎：95% 以上由 HSV-1 引起，临床表现多呈暴发性或急性发作，发热、头痛、呕吐、意识障碍和抽搐，常有颞叶受损表现，如性格改变、行为异常、幻觉和失语等。病死率 30%~50%。

（2）急性脑膜炎、脊髓炎和神经根炎：可因原发性或复发性 HSV 感染引起。HSV 脑膜炎是一种急性自限性疾病，表现为头痛、发热及轻度畏光，持续 2~7 日。

6. 播散性感染

播散性 HSV 感染常见于免疫功能缺陷者，妊娠妇女或新生儿，播散性感染可累及皮肤黏膜和内脏。内脏 HSV 感染通常由病毒血症所致。

（1）肺炎：疱疹性气管支气管炎扩散到肺实质则引起 HSV 肺炎，通常是局灶性坏死性肺炎。病毒也可经血播散到肺而导致双侧间质性肺炎。

（2）肝 HSV 感染可表现为肝炎，也可出现播散性血管内凝集。

（3）其他，包括单关节的关节炎、肾上腺坏死、特发性血小板减少及肾小球肾炎。免疫受抑制可波及其他内脏器官，孕妇的 HSV 感染能引起播散并可能与母亲和胎儿的死亡有关。

7. 新生儿 HSV 感染

新生儿 HSV 感染中约 70% 由 HSV-2 所致，因出生时接触生殖道分泌液而被感染。但是先天性感染常是原发性 HSV 感染的母亲在妊娠期传播给胎儿的。新生儿 HSV-1 感染通常在出生后获得，因与家庭成员直接接触。

新生儿 HSV 感染包括：①皮肤、眼及口腔疾病；②脑炎；③播散性感染。在出生后 4~7 日出现发热、咳嗽、气急、黄疸、出血倾向、抽搐、肝大、脾大、皮肤及口腔疱疹、发绀及意识障碍，常在出生后 9~12 日死亡。抗病毒化疗使新生儿疱疹病死率降到 25%，但其发病率（特别是婴儿中枢神经系统 HSV-2 感染率）仍很高。

三、辅助检查

1. Tzanck 涂片

自水疱基底取材涂片经吉姆萨染色，见多核巨细胞。

2. 抗原检测

皮损处取材，涂片用 HSV-1 和 HSV-2 抗原特异性单抗检测 HSV1-2 抗原。

3. 病毒培养

受累皮损或组织活检标本 HSV 培养。

4. 血清学检查

糖蛋白特异性抗体，可区分 HSV-1 和 HSV-2 的既往感染。原发 HSV 感染可通过出现血清转化现象得以证实。HSV 抗体血清检查如血清检查阴性可除外复发性疱疹。

5. 组织病理

表皮气球样变性和网状变性、棘层松解，表皮内水疱，水疱内为纤维蛋白、炎症细胞及气球状细胞。PCR 可确定组织、涂片或分泌物中 HSV-DNA 序列。

四、诊断

典型临床表现即可诊断。必要时可做疱液涂片、培养或病毒抗原检查确定。初次发病感染 2~6 周才出现 IgG_1 或 IgG_2 抗体，故确诊仍应需用培养法。

五、治疗

1. 局部治疗

（1）皮损处：以 5% 阿昔洛韦霜、1% 喷昔洛韦霜每 2~3 小时 1 次外用、3% 酞丁胺霜外用，5% 碘苷溶于 100% 二甲亚砜擦洗，每日 2 次，连用 4~5 日。

（2）眼疱疹：0.1% 阿昔洛韦（ACV）眼液滴眼，涂以 3% 阿糖腺苷（Ara-A）软膏或 0.5% 碘苷眼膏，每 3~4 小时 1 次。或者滴入 0.1% 碘苷溶液，每次 1~2 滴，白天每 1~2 小时 1 次，夜间每 2~3 小时 1 次，7~10 日为 1 个疗程。用 1% 三氟胸腺嘧啶核苷（TFT）滴眼，效果更佳。

2. 系统治疗

（1）抗病毒治疗。

1）阿昔洛韦 200 mg，口服，每日 5 次，共 7~10 日；或每次 5 mg/kg，每 8 小时 1 次，静脉滴注，7 日为 1 个疗程。在局限性 HSV 感染中多数经治疗后皮损 24 小时开始愈合，72 小时结痂。

2）伐昔洛韦、泛昔洛韦也可选用；伐昔洛韦是阿昔洛韦的前体药物，生物利用度更高，口服后约 80% 被吸收。

复发单纯疱疹：阿昔洛韦 400 mg，口服，每日 3 次；或 800 mg，每日 2 次。伐昔洛韦 0.3 g，口服，每日 2 次。均连用 5 日。

长期抑制治疗：阿昔洛韦 400 mg，口服，每日 2 次；伐昔洛韦，0.3 g，口服，每日 1 次。

3）新生儿疱疹：阿昔洛韦 20 mg/kg，静脉滴注，每 8 小时 1 次，连用 14~21 日。

（2）免疫治疗：可加用 α-干扰素或白介素-2（IL-2）、转移因子或胸腺素等免疫增强药。

（3）耐药病毒株治疗：阿昔洛韦耐药，表现疱疹皮损严重，病毒载量高。HSV 耐药株为胸苷激活酶缺陷型，可用膦甲酸 40 mg/kg，静脉滴注，每 8 小时 1 次，直至皮损消退。外用咪喹莫特霜。

六、预后

口唇疱疹未经治疗自然病程为 1~2 周。抗病毒治疗不能清除体内潜伏的 HSV，故不能防止复发。

（盛　宇）

第二节　带状疱疹

带状疱疹是由水痘—带状疱疹病毒引起的疱疹性皮肤病。初次感染表现为水痘或隐伏感染，此后病毒潜伏于脊髓后神经根中，在某些诱发因素或机体免疫力下降的情况下病毒被激活而发病。

一、诊断

1. 好发年龄

患者以老年人居多，儿童和青少年少见。部分发生于长期应用糖皮质激素或免疫抑制剂者。

2. 好发部位

主要发生于肋间神经支配区域的皮肤，其次为三叉神经支配区域，发生于腰段、颈段者临床也不少见。

3. 前驱症状

皮疹出现前可有低热、全身不适、食欲不振等症状，局部常有刺痛、灼热、神经痛或皮肤感觉过敏，一般持续 2~5 日出现皮疹。部分病例尤其是儿童患者在出疹前可无任何自觉症状。

4. 典型损害

皮损发生于身体一侧，沿周围神经分布区排列，不超过或略微超过身体中线。基本损害为红斑基础上群集粟粒至绿豆大中央凹陷的水疱，一簇或多簇，簇间皮肤一般正常，疱壁紧张，疱内容物初期清澈或呈淡黄色，不久即变浑浊，病情严重时疱液可为血性，破溃后形成糜烂面，表面结痂。

由于皮疹可同时或先后发生，在同一患者可同时见到红斑、丘疹、丘疱疹、水疱、糜烂、痂皮等不同时期的损害。最后患处逐渐干燥结痂，痂皮脱落后留暂时性色素沉着，若无继发感染一般不留瘢痕。

5. 特殊类型

临床可见具有神经痛而无皮损的无疱型带状疱疹、局部组织坏死的坏死型带状疱疹、只有红斑而无水疱的顿挫型带状疱疹、水疱较大的大疱型带状疱疹、水疱为血性的出血型带状疱疹、多神经或双侧发疹的多发型带状疱疹、发生于角膜的眼带状疱疹、带状疱疹性脑膜炎，以及伴有面瘫、耳聋、耳鸣的耳带状疱疹等特殊类型，但均较为少见。

6. 自觉症状

患处有不同程度的疼痛，年龄越大疼痛越明显，甚至疼痛剧烈难以忍受。疼痛可发生于皮疹出现前或与皮疹同时出现，轻微牵拉或外物刺激即可诱发或加重疼痛。

通常疼痛持续至皮损完全消退，若皮损消退 1 个月后仍有神经痛，称为带状疱疹后遗神经痛，多发生于 50 岁以上年老体弱者。

7. 病程

一般 1~2 周，偶可复发，复发率小于 0.2%。局部组织坏死严重、泛发型带状疱疹、免疫缺陷及有潜在恶性病的患者，病程可延长，甚至反复发作。带状疱疹后遗神经痛一般 1~3 个月可自行缓解或消失，少数患者的疼痛可持续 1 年以上。

8. 实验室检查

半数患者在发疹后外周血白细胞总数低于 $5.0 \times 10^9/L$，病情好转或痊愈后恢复至发病前水平。部分患者在发疹期红细胞沉降率可增快。疱液或创面刮取物涂片镜检可查到多核巨细胞，PCR 病毒检出率高达 97%，直接免疫荧光抗体试验阳性检出率（适用于既往感染 HSV 者，不适用于急性感染者）也较高。

二、治疗

1. 一般治疗

发病后注意休息，避免食用辛辣刺激性食品，保持消化道通畅；加强创面保护和护理，避免衣物摩擦和刺激，以防止继发感染和加剧疼痛；发病后及时合理诊治，避免带状疱疹后遗神经痛的发生。

2. 全身治疗

（1）抗病毒药：可给予阿昔洛韦 2~4 g/d、伐昔洛韦 600 mg/d 或泛昔洛韦 1.5 g/d，分次口服；或阿昔洛韦 5~10 mg/kg，每 8 小时 1 次，静脉滴注；或阿糖胞苷 10 mg/（kg·d）配成浓度为 0.5 mg/mL 的溶液，静脉滴注 12 小时以上，一般疗程 7~10 日。

（2）干扰素：急性发疹期可给予基因工程干扰素 α-1b 10~30 μg、基因工程干扰素-γ 100 万 U 或基因干扰素 β-1a 200 万 U，每日 1 次，肌内注射，连续 5~7 日。

（3）免疫调节剂：麻疹减毒活疫苗每次 2 mg，肌内注射，可减轻症状。免疫力低下的患者，可酌情给予转移因子 2~4 mL/d、胸腺肽 10~20 mg，每周 2~3 次、静脉注射人免疫球蛋白 200~400 mg/（kg·d）等。

（4）糖皮质激素：早期与抗病毒药物联合应用可有效控制炎症反应、减轻神经节的炎症后纤维化、降低后遗神经痛的发生率，适用于病情严重、年老体健、无严重糖皮质激素禁忌者，但免疫功能低下或免疫缺陷者应用后有导致病毒扩散的危险，需慎重。临床一般选用醋酸泼尼松 30~60 mg/d，分次口服，疗程 7~10 日。

（5）消炎止痛剂：疼痛明显者可给予阿司匹林 0.9~1.8 g/d、萘普生（首剂 0.5 g，以后每次 0.25 g，每 6~8 小时 1 次）、盐酸曲马多 200~400 mg/d、布洛芬 1.2~1.8 g/d、卡马西平 0.6~1.2 g/d、吲哚美辛 50~100 mg/d，分次口服。

（6）抗生素：继发细菌感染者可给予罗红霉素 150~300 mg/d、阿奇霉素 500 mg/d、阿莫西林 2~4 g/d、头孢氨苄 1~4 g/d 或阿莫西林—克拉维酸钾 0.75 g/d（按阿莫西林计算），分次口服。

3. 局部治疗

（1）无继发感染的皮损处可涂搽 5% 阿昔洛韦霜、3% 酞丁胺霜、1% 喷昔洛韦软膏、

3%膦甲酸钠软膏、0.5%疱疹净软膏、2%龙胆紫、1%达克罗宁马妥氧化锌油膏或泥膏、0.9%利多卡因软膏、0.025%~0.075%辣椒素软膏、炉甘石洗剂或1%樟脑炉甘石洗剂等，每日3~5次。

眼带状疱疹可选用0.1%阿昔洛韦滴眼液、3%阿昔洛韦软膏、0.1%病毒唑滴眼液、0.1%疱疹净滴眼液、0.1%酞丁胺滴眼液或含10 μg/mL基因工程干扰素 α-1b滴眼液，每日5~7次，直至症状完全消退，可与抗生素滴眼液交替使用防止继发感染。角膜形成溃疡者禁用糖皮质激素外用制剂。

（2）急性发疹期或疱疹破溃初期，可涂搽基因工程干扰素 α-1b软膏（25万 U/5 g），每日3次，直至皮损消退。

（3）有继发感染或渗液较多者，患处可用0.1%依沙吖啶溶液或0.5%新霉素溶液湿敷后，涂搽2%龙胆紫溶液、1%红霉素软膏、黄连素软膏、0.1%新霉素软膏、林可霉素利多卡因凝胶、1%诺氟沙星软膏或2%莫匹罗星软膏，每日3~5次。

4. 封闭治疗

急性期发疹期炎症剧烈者，可选用基因工程干扰素 β-1a 每次200万~300万 U，病灶基底部放射状注射，每日1次，连续5次；若患处疼痛剧烈，在有效抗病毒药物应用前提下，可选用甲泼尼龙醋酸酯混悬液20 mg或复方倍他米松混悬液7 mg，与1%利多卡因溶液5 mL混匀后，行皮下浸润注射或神经节阻滞封闭，一般1次即可。

5. 物理疗法

局部照射紫外光、CO_2激光扩束、微波照射、TDP频谱，以及高频电疗、低频电磁、针灸、穴位照射等，均具有较好抗炎止痛和缩短病程的作用。

6. 带状疱疹后遗神经痛的治疗

（1）止痛药：可待因60 mg/d、布洛芬1.2~1.8 g/d或尼美舒利100~200 mg/d，分次口服；或盐酸曲马多50~100 mg，每4~6小时1次，口服或肌内注射，可重复使用，累计剂量不超过800 mg/d。

（2）抗抑郁药：长期剧烈疼痛影响睡眠者，可给予阿米替林，初始剂量为25 mg/d，逐渐递增至150~250 mg/d，最大剂量不超过300 mg/d，维持剂量为50~150 mg/d，分次口服；或多塞平25~75 mg/d、去甲替林50 mg/d或氯米帕明75 mg/d，分次口服。此外，氟奋乃静、齐美定、帕罗西汀等也可酌情选用。

（3）抗惊厥药：能缓解神经痛，尤其是三叉神经痛，可选用卡马西平100 mg，每日3次，口服；或苯妥英钠200~400 mg/d，分次服用。

（4）局部封闭：2%利多卡因3~5 mL，加用或不加用糖皮质激素在皮肤疼痛处浸润注射和行神经阻滞封闭，每3日1次。

7. 中医治疗

（1）湿热搏结证：患处红斑基础上成簇水疱，疱液浑浊，疱壁破溃后糜烂渗液，伴疼痛，纳呆腹胀，脉滑数；舌质淡红，苔白腻或黄腻。治宜清化湿热，凉血解毒，方选薏仁赤豆汤加减，药用薏苡仁、赤小豆各15 g，茯苓皮、地肤子、生地、银花各12 g，车前子、马齿苋、车前草、赤芍各10 g，藿香、佩兰各9 g，甘草6 g，每日1剂，水煎取汁分次服。

（2）毒热炽盛证：皮肤红斑、丘疹、丘疱疹、水疱等多形性皮疹，集簇分布，排列呈条带状，疼痛剧烈，伴咽干口苦，溲黄，脉数；舌质红，苔黄。治宜清热泻火，解毒止痛，方选大青连翘汤加减，药用绿豆衣 20 g，马齿苋 15 g，连翘、银花、生地各 12 g，大青叶、黄芩、贯众、玄参各 9 g，炒丹皮、赤芍各 6 g，每日 1 剂，水煎取汁分次服。

（3）气滞血瘀证：皮疹消退后患处仍疼痛不止，常剧烈疼痛难以忍受，伴胸胁胀满，舌质暗红，苔少或薄白。治宜疏肝理气，通络止痛，药用鸡血藤、鬼箭羽、忍冬藤各 15 g，金瓜蒌、川栀子、桃仁、红花、元胡、香附、陈皮各 10 g；或川栀子、柴胡、当归、川芎、元胡、乳香、没药、莪术、郁金各 10 g，每日 1 剂，水煎取汁分次服。

以上各证加减法：皮损发于颜面者，加杭菊花、野菊花、桑叶；发于眼周者，加谷精珠、炒黄连、银花；发于下肢者，加川牛膝、宣木瓜；发于腰骶者，加炒杜仲、续断；疼痛日久不除者，加金头蜈蚣、全蝎；头晕目眩者，加茺蔚子、蔓荆子、川芎。

（4）外治法：疱疹未破溃时可外涂玉露膏（由芙蓉叶粉 2 份、凡士林 8 份组成），或雄黄 10 g、冰片 1 g，研细末后凉开水调敷患处。损害为红斑、丘疹、丘疱疹及未破溃的水疱，可外敷金黄散、双柏散。疱疹破溃有渗液时，选用马齿苋、黄连、黄柏、五倍子等水煎汁湿敷患处，创面干燥后外敷冰石散、黄连膏。亦可选用复方地榆氧化锌油（生地榆粉 10 g、紫草粉 5 g、冰片粉 2 g，氧化锌油加至 100 g）或季德胜蛇药片研末后调成糊状涂搽患处，每日 2 ~ 3 次。

（盛　宇）

第三节　扁平疣、寻常疣

一、扁平疣

扁平疣好发于青少年，又称青年扁平疣。

（一）临床表现

1. 皮肤损害

皮疹为帽针头至绿豆或稍大的扁平光滑丘疹，直径 0.1 ~ 0.5 cm，数目多少不一，呈圆形、椭圆形或多角形，质硬，正常皮色或淡褐色。

2. 发病特征

青少年多见，好发于颜面、手背或前臂，大多骤然发生。一般无自觉症状，偶有微痒，常由搔抓而自体接种，沿抓痕呈串珠状排列，即 Koebner 现象。慢性病程，若出现剧烈瘙痒和发红，往往为治愈的征兆。

扁平疣可数周或数月后突然消失，但也可多年不愈。在所有临床型 HPV 感染中，扁平疣自发性缓解率最高。

（二）治疗

1. 一般治疗

可用液氮冷冻、电灼或激光治疗，维 A 酸乳膏或他扎罗汀乳膏外涂，5% 咪喹莫特乳膏，每日或隔日外用 1 次有效。也可用氟尿嘧啶软膏点涂疣面（愈合后常遗留色素沉着），或外用肽丁胺软膏有一定疗效。

2. 顽固难治疗者

西咪替丁或联合左旋咪唑治疗。

3. 中药

板蓝根、大青叶、紫草、薏苡仁、凌霄花、珍珠母各 30 g，红花、马齿苋、赤芍各 15 g，水煎口服，每日 1 剂，连服 7～14 剂，可加局部搽药，有良效。

二、寻常疣

（一）临床表现

1. 皮肤损害

寻常疣初起为针尖至豌豆大，半圆形或多角形丘疹，表面粗糙角化，乳头样增殖，呈花蕊或刺状，灰黄、污褐或正常肤色，表面有黑点，黑点为毛细血管血栓所致。

2. 发病特征

初发多为单个，可因自身接种而增多到数个或数十个。偶尔数个损害融合成片。多见于儿童及青少年，无自觉症状，偶有压痛。好发于手、足及足缘等处。多数寻常疣可在 2 年内自然消退。经治疗后，1 年内大约有 35% 患者复发或出现新的损害。

3. 临床亚型

（1）甲周疣：发生于甲缘，有触痛，易致皲裂而感染。

（2）丝状疣：好发于颈部、眼睑或颏部等处，为单个细软的丝状突起，呈正常肤色或棕灰色。

（3）指状疣：为在同一柔软基础上发生参差不齐的多个指状突起，尖端为角质样物质，数目多少不等。

（二）治疗

1. 一般治疗

（1）过度角化表面应削除，用液氮冷冻、电烧灼或二氧化碳激光或配合外科手术切除。

（2）刮除法：用外科刀划开疣周围皮肤，再用 5 号骨科刮匙，套入疣基底部，以 30° 角用力推除，然后涂 2.5% 碘酒或聚维酮碘，压迫止血，包扎。

（3）药物法：外用咪喹莫特乳膏，每晚 1 次，干扰素 0.1～0.2 mL 一次局部注射；用 0.1% 博来霉素生理盐水或 0.05% 平阳霉素普鲁卡因液注射于疣基底部至疣表面发白，每次 0.2～0.5 mL，每周 1 次，2～3 次疣即脱落。

（4）外用药涂贴：涂 5% 氟尿嘧啶软膏或三氯醋酸点涂，或用 10% 甲醛溶液、10% 水杨酸软膏。

2. 顽固的甲周疣

可用 40% 碘苷二甲基亚砜溶液或 5% 氟尿嘧啶、10% 水杨酸火棉胶。

3. 多发性者

应检查有无免疫功能障碍。用中药治疣汤或针灸治疗。

（盛　宇）

第五章

真菌性皮肤病

第一节　马拉色菌毛囊炎

一、概述

马拉色菌毛囊炎又称糠秕孢子菌毛囊炎，是马拉色菌感染引起的痤疮样丘疹。该病世界范围均见报道，但热带地区更为常见。发病无性别差异，年龄分布以青少年为主，16～40岁为高发年龄。人体上半部毛囊皮脂腺丰富，因而为本病的好发部位。

发病机制是因为皮脂腺开口于毛囊，其脂质不断分泌进入毛囊，使毛囊的局部环境似一个微小型的含脂质培养基，有利于嗜脂性的马拉色菌生长繁殖；同时该菌分泌的酯酶可分解脂质，产生游离脂肪酸，后者可刺激毛囊及其周围组织发生炎症反应。人体上半部毛囊皮脂腺丰富，因而为本病的好发部位。

二、诊断

1. 临床特点

临床表现为成批出现的毛囊性半球状红色丘疹，直径为2～6 mm，有光泽，周围可见红晕间或有脓疱。皮疹主要分布在胸背部，但颈、面、肩、上臂等处也可见到。部分患者有瘙痒感。皮疹数目多少不等且不融合，但大小和炎症程度趋于一致。因此，临床上凡遇到典型的成批出现的毛囊性丘疹且分布在好发部位，其病史有日晒或口服大量抗生素或皮质激素者均应怀疑本病。

2. 检查要点

（1）发生于脂溢区皮肤上的群集性丘疹。

（2）丘疹的颜色、大小、炎症程度趋于一致。

（3）皮损区内很少有其他性质的损害，如粉刺、脓疱等。

（4）丘疹尽管密集但极少融合。

（5）面颈、肩背和胸部为高发区，但其余部位也可受累。

（6）部分患者有瘙痒。

3. 辅助检查

真菌学检查：在皮疹毛囊角栓中直接镜检发现成簇的圆形或卵圆形厚壁宽颈的酵母样孢

子时，则可建立马拉色菌毛囊炎的诊断。取材时应挑取或刮取一个完整丘疹及内容物。有时单取一个丘疹检查难以获得阳性结果，可多取几个，并兼顾中心区和边缘区。

4. 鉴别诊断

需与本病相鉴别的主要疾病是寻常痤疮，后者皮损呈多样性，不仅有毛囊性丘疹，还间杂有黑头、白头粉刺，脓疱，甚至结节、瘢痕等，且皮疹的大小、出现时间和炎症程度彼此也有差别，加之询问病史没有明显的上述诱因，据此不难鉴别。必要时可做真菌学检查，但有时可从痤疮皮疹中检出有马拉色菌，此时应综合判断。另外，还应鉴别的疾病有多发性细菌性毛囊炎、激素痤疮、痤疮样药疹等。

三、治疗

首先纠正诱发因素，然后选用唑类、丙烯胺类或吗啉类药物外用，剂型以霜剂、凝胶或溶液为宜，如能配合抗真菌香波局部洗浴效果更好。推荐使用环吡酮胺外用制剂，因为该药有较强的穿透性。由于马拉色菌深藏在毛囊内，治疗时间宜长，至少4周。对炎症反应较重或皮疹数目较多的患者应予以口服用药，如酮康唑或伊曲康唑，每日200 mg，连服14～21日，同时配合外用治疗。可考虑用伊曲康唑的冲击疗法，即200 mg，每日2次，共1周，停药3周，为1个疗程，需2个疗程。也可尝试用氟康唑，50 mg，每日1次，共7～14日；或150 mg，每3日1次，连服4次。

四、预后

本病可能复发或再感染，可在痊愈期每月口服1次酮康唑或伊曲康唑400 mg，直至天气转冷。在天热季节外出要注意防晒，因其他疾患必需长期口服抗生素或糖皮质激素者需注重防护。

五、进展与展望

研究发现，马拉色菌还具有激活补体的能力，进而参与毛囊炎皮损的炎症反应。但有研究表明，生理浓度的游离脂肪酸不足以引起炎症，因此也有学者提出毛囊堵塞为该病的首要原因，而马拉色菌感染为次要因素。马拉色菌引起毛囊炎的确切作用机制有待进一步阐明。在一些临床试验的基础上，人们近些年对该病的治疗已渐达成共识，以口服治疗为主，局部治疗为辅，否则单用外用制剂极易造成复发。

（孙丽梅）

第二节 念珠菌病

一、概述

念珠菌病是指由念珠菌属引起的感染。这些条件致病菌能够导致体质衰弱或免疫受损者急性或慢性的深部感染，但更为常见的是引起黏膜、皮肤和甲的感染。

念珠菌病在全球广泛分布。人群流行病学调查结果表明，30%～50%的正常人口腔和消化道中可以分离出念珠菌，正常妇女生殖道念珠菌带菌率也高达20%，说明念珠菌是人体正常菌群之一。念珠菌属能引起疾病的有 10 种，其中白念珠菌是引起各种念珠菌病最主要的病原菌。近年来不断有新的念珠菌致病的报道，如都柏林念珠菌、解脂念珠菌等。

白念珠菌栖居于正常人口腔、肠道等，但平时并不致病，这有赖于机体具有多种复杂的相互依赖的机制，能防止念珠菌侵入引起感染。这些有效的防御机制既包括体液免疫，又包括细胞免疫。同时，非特异性的防御机制也发挥了重要作用。这些机制即使受到轻微的损伤，也足以促使白念珠菌引起皮肤、黏膜或系统的感染，若宿主损伤严重，则能引发危及生命的机会性深部感染。

二、诊断

（一）临床特点

1. 阴道念珠菌病

该病常起病突然，非妊娠期妇女多在行经的前 1 周发病。多数患者主诉阴道和外阴剧烈瘙痒或有烧灼感，伴或不伴有阴道分泌物增多。有些妇女自觉每次经前复发或症状加重。沐浴或就寝时遇热可使瘙痒更为剧烈。患者常有尿痛和性交痛。外阴检查常发现红斑，多位于阴道口皮肤和黏膜交界处，可累及大阴唇。会阴红斑擦烂，可伴水疱或脓疱。典型的阴道念珠菌病还表现为外阴、阴道和子宫颈表面覆盖有厚的白色黏着性斑块。白带通常白而黏稠，含有豆腐渣样颗粒。

2. 念珠菌性包皮龟头炎

男性生殖器念珠菌病多表现为龟头炎或龟头包皮炎。患者常有龟头黏膜破溃或刺激感，有时可见包皮下有渗出。龟头常见大片红斑伴有斑丘疹，偶见包皮有水肿和裂隙。有时阴茎包皮和腹股沟可见瘙痒性脱屑性损害。其不应仅根据临床症状判断，因为有许多其他原因也可引起龟头炎或龟头包皮炎。应从冠状沟或包皮下囊处采取标本做真菌检查。同时应检查患者有无糖尿病。

3. 皮肤念珠菌病

损害好发于皮肤皱褶部位如腹股沟、臀沟以及乳房下等。这些部位通气不良，易出现浸渍，使局部温暖、湿润，利于念珠菌的生长。损害也易发生于小的皱褶部位，如指（趾）间。

浅表皮肤念珠菌病（间擦疹）通常开始表现为局部的水疱或脓疱。摩擦导致疱壁破裂形成红色损害，具有不规则的边缘。主要损害为周围常有许多小的丘疹、脓疱疹，称为卫星状损害。指（趾）间念珠菌病表现为指间皮肤白色裂隙，外围有红斑。患者自觉不适并可能有疼痛，常在同一手（足）部患有甲床炎和甲沟炎。

患病新生儿出生时或出生后不久皮肤上出现损害，为孤立的水疱或脓疱，基底红色。损害最常见于面部和躯干，并可能在 24 小时内迅速扩展至全身。这种先天性皮肤念珠菌病被认为源于子宫内或在分娩时感染。超过 50% 的患病新生儿的母亲患有阴道念珠菌病。

有些使用尿布的新生儿臀部和肛周出现红斑损害，尽管能分离出白念珠菌，但其所起的作用仍不清楚，不应视为原发性念珠菌感染，因为患儿已先有刺激性皮炎的表现。

其他类型的皮肤念珠菌病还包括大的红色结节性损害。约 10% 的患有播散性深部念珠菌病的粒细胞减少患者有此类表现。

4. 甲念珠菌感染

甲念珠菌感染占甲真菌病的 5% ~ 10% ，分为 3 种类型：念珠菌性甲沟炎、甲板远端念珠菌感染和慢性黏膜皮肤念珠菌病的甲板累及。念珠菌性甲沟炎常从甲沟近端皱襞开始发生，表现为甲皱襞肿胀、红斑伴疼痛。肿胀常使甲小皮与甲板分离。以后病菌由近端侵犯甲板，在甲板近端和侧面出现白色、绿色或黑色色斑，以后逐渐侵犯甲板远端。甲板渐变浑浊，出现横沟、纵嵴或点状凹陷。甲板变脆并与甲床分离。

5. 慢性黏膜皮肤念珠菌病

该病是描述一种罕见的，患有先天性免疫学或内分泌学异常，出现持续性或复发性黏膜、皮肤和甲板的白念珠菌感染。多在 3 岁内发病。一般口腔最先累及，随后扩展至头皮、躯干和手足。有时甲板甚至整个指尖可被累及。本病虽广泛累及皮肤和黏膜，但很少出现深部感染。

6. 深部念珠菌病

深部念珠菌病与其他系统真菌病一样，临床表现并无特征性，唯一的提示线索就是在机体较为严重的基础病变或免疫（尤其是细胞免疫）严重受损的基础上出现的病情加重或感染征象，或出现受累系统或器官病变的临床表现。

（二）检查要点

（1）发生在黏膜的损害多有典型的损害特征。

（2）发生于皮肤的损害多位于皱褶处或间接处。

（3）念珠菌喜好潮湿环境，故红斑性皮损表面多湿润。

（4）伴甲沟受累的甲真菌病多由念珠菌引起。

（5）深部念珠菌病大多为机会性，患者有不同原因引起的免疫受损。

（6）浅部念珠菌病的损害具有特征性，而深部念珠菌感染不具特征性。

（7）念珠菌病的发生多与个人遗传素质、人口学特征、伴发疾患及免疫状态有关。

（三）辅助检查

实验室检查：念珠菌病的诊断必须结合典型症状、体征和镜检或培养。镜检或培养的敏感性和可靠性约为 90% ，症状、体征仅约为 40% 。阴道拭子标本应取自于阴道侧壁或后穹隆，拭子应滞留 30 秒后再拿出，再置于转运培养基中送至实验室。间擦部位念珠菌病损害不典型，诊断常很困难。用拭子和刮屑分离培养出白念珠菌有时并无临床意义，因为白念珠菌常暂时栖居在这些部位。若用显微镜在采取的标本中找到假菌丝则更有诊断意义。甲沟念珠菌病的诊断依赖受累甲沟的特殊临床表现，但更要依赖直接镜检和培养的证实。采取标本可使用一次性微生物环或浸湿的拭子，应从肿胀的甲沟壁或甲沟下采取标本。有时轻压甲沟可获取脓液。近端甲板损害的直接镜检或培养有时十分困难，但取之于甲板远端、侧缘损害和甲下碎屑的标本则常可确定诊断。

诊断念珠菌感染需在无菌体液（如血液、脑脊液、支气管肺泡灌洗液、腹腔液等）中培养出念珠菌，在开放部位的取材除非见到大量的孢子和（或）假菌丝，否则无诊断意义。

当在培养基上有酵母样菌落生长时，可先做芽管试验，阳性为白念珠菌的可能较大，阴性则继续做生化试验，以鉴定菌种的水平。也可用快速显色培养基或生化鉴定试剂盒，均有成品供应。血清学实验和分子生物学实验可用作快速的辅助诊断。

（四）鉴别诊断

阴道念珠菌病仅为引起白带增多的原因之一，所以应与细菌性阴道炎、滴虫病、衣原体、淋球菌感染等做鉴别，也应排除其他原因，如疱疹、接触性皮炎、银屑病和过敏（包括局部使用抗真菌制剂）等引起的黏膜瘙痒。

皮肤和甲板的念珠菌感染也要注意和相应部位的非念珠菌真菌感染以及皮炎湿疹类、变态反应类和营养不良性疾患相鉴别。真菌培养是鉴别的最重要的依据。

三、治疗

1. 阴道念珠菌病

多数初发阴道念珠菌病患者局部使用制霉菌素或咪唑类药物如克霉唑泡腾片或咪康唑栓剂可治愈。现有多种咪唑类药物制成的外用抗真菌制剂可供临床治疗阴道念珠菌病应用，包括霜剂和栓剂。这些药物与制霉菌素相比有更高的治愈率，疗程更短，且具有很低的复发率，安全，局部外用不良反应少。使用的时间为 1~6 晚。短疗程可得到患者好的依从性，但对首次发病患者不应少于 6 晚的使用。

口服伊曲康唑和氟康唑可用于短程治疗阴道念珠菌病。口服疗法虽比局部外用治疗昂贵却更受患者欢迎。对初发患者，氟康唑为单剂 150 mg 口服，而伊曲康唑为 200 mg，服用 2 次，中间间隔 8 小时，与食物同服。对再次发作者可酌情增加剂量，如氟康唑 150 mg/d，隔日 1 次，连续 3 次；或伊曲康唑 200 mg/d，连用 4 日。国内有医生尝试用特比奈芬口服，150 mg/d，共 7 日，疗效尚可。

复发性阴道念珠菌病（1 年中发作 4 次以上）治疗困难。这些患者常因病情反复发作而精神忧郁，甚至引起心理障碍。重要的是诊断正确，要尽可能去除各种可能的诱发因素，但有时这些因素并不明显。患者如果有症状出现而又未经治疗，要尽可能进行真菌检查和体格检查等，包括排除糖尿病。性传播在阴道念珠菌感染中所起的作用尚不明确。局部外用或口服药物治疗男方性伴侣，似乎并不能阻止女方阴道念珠菌病的复发。多数患者症状重新出现，可能是前次发作时的治疗不充分所致。许多复发性阴道念珠菌病的患者可使用单次或多次局部外用或口服抗真菌制剂进行间歇性的预防治疗以防止症状的重新出现。每隔 2~4 周局部使用唑类制剂，虽不能取得真菌学痊愈却能控制症状的出现。间歇性单次口服氟康唑也有效。症状控制 3 个月后可停止治疗。很多患者会停止复发。

虽然对抗真菌药物的耐药性确实有时导致治疗失败，但其他一些原因如过敏反应或依从性差等却是更为常见的治疗失败的原因。患有复发性阴道念珠菌病妇女的病原菌若不是白念珠菌而是其他念珠菌，就更应考虑具有耐药性。克柔念珠菌和光滑念珠菌比白念珠菌对氟康唑和其他咪唑类药更不敏感甚至耐药。对患有复发性光滑念珠菌感染的妇女可换用制霉菌素或硼酸治疗。

2. 念珠菌性包皮龟头炎

治疗男性生殖道念珠菌病应使用生理盐水局部冲洗或局部外用抗真菌霜剂。制霉菌素外用，早、晚各 1 次，至少连续 2 周。克霉唑、益康唑、咪康唑或联苯苄唑霜剂外用，早、晚各 1 次，至少 1 周。女方性伴侣也应予以检查。男性若治疗无效，应考虑是否是其他感染或非感染性原因所致。口服氟康唑或伊曲康唑也有良效，男性剂量要稍大于女性患者。

3. 皮肤念珠菌病

多数皮肤念珠菌病患者局部外用制霉菌素、咪唑类或丙烯胺类药物治疗有效。如感染与其他一些疾病如糖尿病等有关，也必须进行治疗。抗真菌制剂联合皮糖质激素甚至抗生素局部外用常能取得更好的疗效，如复方克霉唑、复方益康唑等。

患有尿布皮炎伴发念珠菌感染的婴儿也应使用复方制剂。推荐使用制剂中的激素应为氢化可的松等弱效激素而不是其他较强的激素，以避免吸收和局部不良反应。还应指导患儿的母亲去除引发疾病的刺激因素。先天性皮肤念珠菌病的预后良好，数周后常能自愈。局部外用抗真菌药物如制霉菌素或咪唑类能加速痊愈。

4. 甲念珠菌感染

念珠菌性甲沟炎若仅局限甲皱襞，外用咪唑类或特比萘芬常能治愈。患者务必采取措施避免甲沟的浸渍。如果近端甲板累及，多需口服药物治疗。局限性的甲板远端感染（受累面积小于全甲面积的2/3）可用5%阿莫罗芬搽剂（每周1次）或28%噻康唑溶液（早、晚各1次）或8%环吡酮胺局部（开始每周3次，3个月后每周2次，再3个月后每周1次）外用治疗，疗程6个月以上。

对于严重的甲板感染，仅局部外用药物很难奏效。口服伊曲康唑对此类患者是一线选择。方法为短程冲击疗法，每日400 mg，连续1周，停3周，连续2~3个疗程，能治愈多数指（趾）甲甲板的感染。特比萘芬（250 mg/d）也可应用，常需连续治疗9~12周。氟康唑每周150 mg，连续12~16周也有效。

5. 慢性黏膜皮肤念珠菌病

多数患者经短程抗真菌治疗后，其口腔和皮肤的损害会消退，但治愈甲板感染所需的时间要长得多。除非患者的免疫缺陷得到纠正，否则感染会再次复发，皮损的消退只是暂时的。伊曲康唑和氟康唑虽不一定比咪唑类药物更有效，但长期使用安全性高。合用免疫增强剂有利于病患的好转。

6. 深部念珠菌病

与其他深部机会性真菌感染一样，深部念珠菌病一旦确诊要及时救治，因为预后的好坏与能否早期诊治关系很大。目前的一线用药仍是两性霉素 B，念珠菌一般对其高度敏感（MIC < 0.1 μg/mL）。开始剂量为 0.5~1 mg/（kg·d），加到5%葡萄糖注射液中静脉滴注，根据机体耐受情况逐渐增大到 3~4 mg/（kg·d），最大不超过 5 mg/（kg·d）。为了克服该药较为严重的不良反应，尤其是肾毒性，近年来新上市的两性霉素 B 脂质体，具有提高疗效和降低毒性的显著特点，但价格昂贵。用法为以 0.1 mg/（kg·d）开始逐渐增大到 3~5 mg/（kg·d）。专家建议同时合用5-氟胞嘧啶（5-FC），剂量为 150 mg/（kg·d），口服或静脉滴注，这样可以产生协同作用并有效防止耐药的发生。如此治疗 6~8 周后，待患者症状明显消退且真菌检查阴性后，可改用氟康唑维持治疗，200~400 mg/d。对一开始就因肾功能不全或不能耐受小剂量两性霉素 B 的患者可用氟康唑或伊曲康唑溶液静脉给药，氟康唑可用 400~800 mg/d，播散性病例可增至 1 000~1 200 mg，伊曲康唑可用至 400~800 mg/d。对有严重细胞免疫缺陷的患者可合用免疫增强剂或免疫调节剂，如 IL-2、TNF 等。

四、预后

浅部念珠菌病一般预后良好，积极纠正诱发因素对有效防止复发很有帮助。如念珠菌性阴道炎患者慎用抗生素、激素、避孕药对维持阴道内微生态菌群的平衡十分重要，手部皮肤和甲的念珠菌感染往往与长期或密切接触水有关，尽量不穿紧身裤等。深部念珠菌病则危害较大，预后很大程度取决于能否获得早期诊断和正确治疗。对严重免疫低下的住院高危患者建议预防性服用小剂量抗真菌药物，如氟康唑和伊曲康唑，剂量为 100~200 mg/d，以保持一定的血药浓度，一是能有效降低体内寄居真菌的数量，二是可抵御刚入侵的少量真菌。但要注意有诱导耐药的隐患。

五、进展与展望

现已明确白念珠菌的毒力因子至少包括 4 种。①形态转换，即由寄生状态的酵母相转变为具侵袭能力的菌丝相。表型转换在白念珠菌致病中起着毒力作用，容易入侵和逃避宿主的防御。②黏附因子，是念珠菌黏附于宿主细胞的生物分子，使念珠菌具有黏附宿主上皮细胞的能力，是其致病的首要条件。白念珠菌黏附上皮主要依靠其表面类似于哺乳类动物细胞蛋白受体的成分完成。③分泌型蛋白水解酶，使机体细胞之间的连接破坏并产生组织损伤，其中最重要的两种酶是分泌型天冬氨酸酶（Saps）和磷脂酶（PL）。④免疫下调，研究发现，白念珠菌胞壁抗原具有下调宿主细胞免疫的作用。其他念珠菌的毒力不及白念珠菌强，感染频率也较低，但致病机制基本一致。

念珠菌对唑类和其他抗真菌药物产生耐药是当前临床抗真菌治疗面临的严峻问题，其耐药机制已成为研究热点，已明确的有唑类药物靶酶编码基因的突变或表达上调、药物流出泵蛋白活性增强等。另外，念珠菌在体内生成生物膜也是其耐药的重要原因。

（孙丽梅）

第三节　放线菌病

一、概述

放线菌病为一种进行性、慢性、化脓肉芽肿性疾病，常表现为脓肿、结节，溃破形成瘘管、窦管，脓液中可找到硫磺颗粒。放线菌属于原核生物，但其能产生与真菌类似的菌丝和孢子，其引起的疾病表现也与真菌病难以鉴别，所以习惯上将放线菌病并入真菌病中论述。放线菌分为需氧性和厌氧性两大类。前者中最常见的为人型放线菌（以色列放线菌），其次为牛型放线菌，多感染动物，还有赖斯兰德放线菌、龋齿放线菌等。后者主要是奴卡菌和马杜拉放线菌。放线菌为人类口腔、牙垢、扁桃体上的正常菌群。易感因素为机体免疫降低、局部外伤等。

二、诊断

（一）临床特点

1. 部位

放线菌感染最好发于面颈部，其次为腹部、胸部、其他部位。

2. 颈面型放线菌病

此病最常见，好发于颈面交界处及下颌角、牙槽嵴；初发为局部轻度水肿和疼痛，或无痛性皮下肿块，逐渐变硬、增大，继而软化形成脓肿，破溃后出现窦管，排出物中可见淡黄色"硫磺颗粒"，脓肿周围可形成肉芽肿。

3. 皮肤型放线菌病

皮肤正常结构破坏易造成感染，局部皮下结节，后软化、破溃，形成窦管，排出物中可见硫磺颗粒。

4. 胸部型放线菌病

从口腔吸入，也可从其他部位播散感染，多见肺门和肺底，为急、慢性肺部炎症，感染波及胸壁后，穿透出现窦管，可见含"硫磺颗粒"排出物。

5. 腹型放线菌病

最常见为肠道感染，好发回盲部，临床表现类似急性、亚急性、慢性阑尾炎，继而出现不规则肿块，与腹壁粘连，穿破形成窦管，排出脓液中可见硫磺颗粒。

6. 脑型放线菌病

此病较少见，临床表现与细菌性脑部感染类似。局限性脑脓肿型，临床表现为占位性病变体征；弥漫型，出现脑膜炎，类似细菌性脑膜炎的症状、体征。

（二）检查要点

（1）好发于面颈部，尤其是颈面交界处及下颌角、牙槽嵴。

（2）典型皮损呈先硬后软再破溃的肿块。

（3）肿块破溃后形成窦管并排出"硫磺颗粒"。

（4）部分患者有明确的局部外伤史。

（5）除皮肤型外，累及胸部和腹部的炎症也可形成窦管，并见"硫磺颗粒"。

（三）辅助检查

1. 真菌学检查

关键是从送检标本查找"硫磺颗粒"。直接镜检：颗粒用氢氧化钾（KOH）或生理盐水制片，低倍镜下呈圆形或弯盘形，周边放射状排列透明的棒状体。革兰染色油镜下可见革兰阳性纤细缠绕的菌丝体和圆形、杆状菌体。抗酸染色阴性。培养：在脑心浸液血琼脂培养基中，于 CO_2 厌氧环境下，菌落呈白色或淡黄色粗糙而不规则节结状，紧贴于培养基表面。

2. 病理学检查

广泛炎性浸润，炎性坏死及脓肿，炎性肉芽组织增生，紫红色云雾状放线菌菌落团，革兰染色有放线菌。

（四）鉴别诊断

临床上表现为面颈部硬性肿块不能确定为肿瘤者、持续肺部慢性感染或肺脓疡者、胸腔积液疗效不佳者及腹部硬性包块或术后切口形成接管者，均应考虑放线菌病。该病应注意与结核病、奴卡菌病、深部真菌病、细菌性或阿米巴肝脓疡、恶性肿瘤、阑尾炎、细菌性骨髓炎等鉴别。

三、治疗

放线菌病强调早期治疗、合理用药、疗程足够。

1. 药物治疗

首选青霉素，200 万 ~2 400 万 U/d 静脉滴注，连用 2 ~6 周或更长，后改为青霉素或阿莫西林口服半年至 1 年，近年主张个性化治疗。磺胺类药物可加强青霉素疗效，常用复方新诺明口服 1 ~2 g/d。青霉素过敏者可选用红霉素、四环素、利福平、克林霉素或头孢类抗生素，但剂量宜大，疗程稍长。

2. 手术切除

病灶局限者可手术切除，尽量清除病灶并配合药物治疗，不能切除者应切开引流，使其充分透气，改变厌氧环境，不利于放线菌生长。

3. 其他

对颈面部浅在病灶，在药物治疗的同时可配合 X 线局部照射；也可充分开放伤口，用过氧化氢溶液冲洗，以 2% 普鲁卡因稀释青霉素于病灶周围浸润及窦管内灌注。

四、预后

如能做到早期诊治，合理用药，疗程足够，则本病预后良好。发生在深部的放线菌感染其良好预后的获得还取决于综合措施的科学实施，包括脓液引流等。

五、进展与展望

病原菌常通过龋齿、牙周脓肿、拔牙后黏膜破损处、扁桃体化脓灶、扁桃体摘除术后侵入黏膜下组织，或经唾液腺、泪腺导管进入腺体引起面颈部放线菌病。含放线菌的脓液吸入支气管内，可致胸部放线菌病。放线菌吞服后沿消化道破损处或经腹壁外伤伤口感染可引起腹部放线菌病。因此，皮肤或内脏黏膜的破损是放线菌能深入组织内致病的重要条件。损害中如并发细菌感染，则造成厌氧环境更有利于放线菌生长致病。极少数免疫缺陷者感染致病性较强的菌株时可出现血行播散，甚至出现中枢神经系统放线菌病。病原菌通常是由局部通过窦管向周围蔓延侵犯皮肤、皮下组织、肌肉、筋膜、骨骼及内脏，而并非经淋巴管播散。

（孙丽梅）

第六章

寄生虫、昆虫性皮肤病

第一节　毛虫皮炎

毛虫皮炎是由毛虫毒毛所致的急性炎症性皮肤病。毛虫种类较多，我国主要有松毛虫（枯叶蛾科）、桑毛虫（毒蛾科）、茶毛虫（毒蛾科）及刺毛虫（刺蛾科）等，直接接触虫体或脱落的毒毛沾染皮肤可致病。

一、诊断

1. 好发人群

此病主要发生于山区的农民、林厂的工人、爬树的儿童，尤其多见于从事松树林的伐木工人。

2. 好发部位

常见于颈、肩、胸、背及上肢等暴露部位，少数因接触毛虫毒毛沾染的衣物发生于身体其他部位。

3. 典型损害

毛虫毒毛刺入皮肤数分钟至数小时后，刺伤处皮肤出现绿豆至黄豆大的淡红色或鲜红色水肿性斑疹、丘疹、丘疱疹或风团，形态多样，中央可见针尖大水疱或黑点。皮疹数量与毒毛刺入皮肤的数量一致，一般几个至十数个，多者可达数百个，多不融合，但刺入皮肤的毒毛密集时，可出现大片水肿性斑块或风团。可因搔抓、揉搓、挤捏或摩擦，出现糜烂、渗液、结痂及鳞屑。

若毒毛进入眼内，可引起结膜炎、角膜炎，处理不及时可致失明。若毒毛污染食用水，可引起口腔黏膜炎和消化道炎症。若大量毒毛同时刺入皮肤，可引起全身中毒，甚至死亡。

松毛虫除可引起皮炎和结膜炎外，还可引起关节炎，一般在松毛虫皮炎发生1～2周后，但短者可为1～2日，长者可达20日以上，主要表现为手、足、肘、膝、踝等关节出现疼痛，以手足小关节最为多见，且不对称，继而受累关节处组织肿胀，影响活动，重者可丧失劳动能力。

4. 自觉症状

皮肤损害有刺痛、瘙痒及烧灼感，毒毛刺入皮肤数量较多时，可伴有发热、乏力等全身症状。毛虫性结膜炎和角膜炎则表现为疼痛、烧灼感剧烈，松毛虫性关节炎有不同程度的关节疼痛及活动受限。毛虫性口腔黏膜炎和消化道炎症，可表现为发热、恶心、呕吐、胸骨后疼痛、乏力等中毒症状。

5. 病程

皮疹一般 1~2 周自愈。毛虫性关节炎一般 1 周后逐渐缓解，少数可长达数月，若发生游走性或复发性关节炎，病程可长达数年甚至数十年。

6. 实验室检查

用透明胶带在皮损处粘取，在显微镜下可发现毒毛。

二、治疗

1. 一般治疗

毛虫刺伤皮肤后，应及时用胶布、伤湿膏或胶带纸反复粘贴患处去除毒毛，并用肥皂水、5%~10% 氨水或碳酸氢钠溶液冲洗，在粘取毒毛时，应注意勿将胶布等垂直按压在皮肤上，以免毒毛刺入更深。患处避免搔抓、揉搓和摩擦，防止毒毛断入皮内。

2. 局部治疗

去除毒毛后，局部涂搽 1% 冰片炉甘石洗剂、樟脑酊，以及 0.05% 卤米松霜或软膏、0.05% 丙酸氯倍他索软膏、0.025% 醋酸氟轻松乳膏或软膏、0.1% 哈西奈德乳膏或软膏等糖皮质激素制剂，每日 2 次或 3 次。红肿较明显者，可用 1% 新霉素溶液、0.1% 苯扎溴铵溶液或 1%~2% 明矾溶液等湿敷，也可外敷鲜茶汁、鲜马齿苋泥、季德胜蛇药糊或云南白药糊，以缓解症状。

3. 全身治疗

皮损广泛或伴有全身症状者，可给予去氯羟嗪 75~150 mg/d、盐酸左西替利嗪 5 mg/d、氯雷他定 10 mg/d、特非那定 120~180 mg/d、非索非那定 60 mg/d 或盐酸赛庚啶 6~12 mg/d 等抗组胺药，必要时短期应用糖皮质激素，如醋酸泼尼松 20~30 mg/d、地塞米松 3~5 mg/d 等。

松毛虫性关节炎在急性期给予消炎镇痛剂，如吲哚美辛 25 mg、保泰松 25 mg 或布洛芬 0.2 g，每日 3 次，口服，也可同时应用糖皮质激素，如醋酸泼尼松 10 mg，每日 3 次，口服；或地塞米松 5 mg，每日 1 次，肌内注射。

4. 封闭疗法

皮疹密集且症状明显者，可用 1% 盐酸吐根碱溶液 3 mL 或 3% 盐酸吐根碱注射液 1 mL 加 1% 利多卡因 1 mL，于患处近心端皮下注射，可迅速止痛，但心脏病、高血压、孕妇及幼儿忌用。关节炎症状较明显或其他治疗方法无明显缓解者，关节腔内可注射强的松龙 10~20 mg，1~2 周 1 次。

5. 中医治疗

局部可选用马齿苋、苦参各 30 g，艾叶 20 g；或白花蛇舌草、七叶一枝花、蒲公英、野菊花各 30 g，地肤子、黄柏各 15 g，水煎取汁湿敷患处，每日 2~3 次。

（胡 婷）

第二节　隐翅虫皮炎

隐翅虫皮炎是一种由毒隐翅虫体液所致的急性接触性皮肤病。毒隐翅虫种类主要有梭毒隐翅虫、青翅蚁形隐翅虫、黑足蚁形隐翅虫等，虫体各段均含有强酸性毒汁，碎裂的虫体体液直接或间接沾染皮肤即引起皮肤损害。

夏、秋季皮肤裸露，该虫夜晚飞进房间叮咬皮肤或虫体受压时体液外溢可释放出毒液，能引起皮炎。但多数虫体在皮肤爬行时并不放出毒液，只有当虫体被拍击或压碎时，毒液沾染皮肤才引起皮肤损害。

一、诊断

1. 好发季节

多发生于夏、秋季夜晚在室外作业或乘凉时，男女老幼均可受侵。

2. 好发部位

皮损多见于面颈、胸、背、四肢等暴露部位，偶可发生于外阴。

3. 典型损害

一般在皮肤沾染隐翅虫体液2～4小时后，在接触部位出现与沾染毒液面积基本一致的点状、条索状、地图状或泼水状等不同形态的水肿性红斑，此后可出现大小不等的壁薄水疱和灰白色脓疱样损害，破溃后形成浅表红色糜烂面和结痂，严重者可出现皮肤浅表性坏死。毒液沾染眼睑、阴茎等组织疏松部位时，则症状严重，局部肿胀明显。

4. 自觉症状

局部有明显的瘙痒、灼热和疼痛感，甚至剧痛，严重时可伴有发热、头痛、头晕、淋巴结肿大等全身症状。

5. 病程

皮损一般于1～2周留暂时性色素沉着而愈，伴有组织坏死者病程延长。

二、治疗

1. 一般治疗

加强个人防护，发现皮肤上落有隐翅虫时不要用手直接拈取或拍击，应将虫体拨落于地用脚踏死。若发现皮肤沾染隐翅虫体液，应避免搔抓，并及时用肥皂水、5%～10%氨水或4%碳酸氢钠水清洗。

2. 局部治疗

患处可涂搽1%冰片或薄荷炉甘石洗剂、樟脑酊，或0.05%卤米松霜、0.1%糠酸莫米松霜、0.02%丙酸氯倍他索霜、0.025%曲安奈德霜、0.1%哈西奈德乳膏等糖皮质激素制剂。红肿较明显或糜烂有渗液时，可用3%硼酸溶液、0.1%依沙吖啶溶液、1%～2%明矾溶液或1∶5 000高锰酸钾溶液冷湿敷，待患处干燥后再涂搽糖皮质激素霜剂。

继发感染可涂搽2%甲紫溶液、10%硫磺炉甘石糊剂、冰黄肤乐膏，或2%莫匹罗星软膏、1%红霉素软膏、1%利福平软膏、3%磷霉素软膏、1%诺氟沙星软膏或0.2%盐酸环丙沙星软膏等抗生素制剂。

3. 全身治疗

症状明显或皮损面积较大时，可给予抗组胺药物，如马来酸氯苯那敏 12 mg/d、盐酸赛庚啶 6 mg/d、盐酸西替利嗪 10 mg/d、氯雷他啶 10 mg/d 等，分次口服或顿服。必要时可给予糖皮质激素，如醋酸泼尼松 30 mg/d，分次口服。其他如患处灼痛明显者可给予止痛药，继发感染者可口服抗生素等对症处理。

4. 中医治疗

（1）内治法：本病治宜清热、解毒、利湿，方选清热解毒利湿方加减，药用苡仁 20 g、蒲公英、土茯苓、生地各 15 g，金银花、连翘、泽泻、赤芍各 12 g，甘草 6 g，每日 1 剂，水煎取汁分次服。

（2）局部治疗：可选用蒲公英、地肤子、苦参、甘草各 20 g，紫背天葵、野菊花、蛇床子、白鲜皮、连翘各 10 g；或忍冬藤、苦参各 15 g，薄荷叶、赤芍、芒硝（后入）各 10 g，水煎汁冷却后湿敷患处，每次 10～15 分钟，每日 3～4 次。

将捣烂的鲜马齿苋泥敷于患处，或季德胜蛇药片 6～8 片用茶叶水化成糊状后敷于患处，每日 2 次，常可收到较好的消炎镇痛的作用。

（胡　婷）

第三节　叮咬皮炎

叮咬皮炎是指被具有吸血的喙器或刺吸型口器的昆虫叮咬后引起的炎症性皮肤病。此类昆虫主要包括蚊虫、臭虫、蠓虫、白蛉、蚋、蚁、跳蚤、蜱、螨、椎猎蝽等，在叮咬人体吸血的同时将体内的毒汁或唾液注入人体，引起机体的局部及全身变态反应，而且可传播多种传染病，危害人类健康。

一、诊断

1. 好发年龄

任何人被昆虫叮咬后均可出现局部炎症反应，但全身变态反应多见于儿童。

2. 好发部位

主要发生于面、颈、上胸、手足及四肢等暴露部位。

3. 典型损害

被叮咬处皮肤出现水肿性红斑、丘疹和风团，在损害中央可见暗红色的瘀点，偶见丘疱疹、水疱和结节，数量多少不定，散在分布或密集成群。常因瘙抓引起糜烂、渗液、结痂、抓痕或继发感染，愈后留暂时性色素沉着。

少数患者可出现全身过敏反应，皮肤出现泛发性水肿性红斑、风团，甚至大片瘀斑，严重者可发生喉头水肿。少数儿童被蜱叮咬后可引起"蜱瘫痪症"，表现为上行性麻痹，最后可因呼吸中枢受累而死亡。

4. 自觉症状

多数被叮咬者有不同程度的瘙痒和（或）疼痛，少数可无任何症状。某些过敏体质者可有剧烈瘙痒和灼痛感，甚至出现发热、腹痛、腹泻、恶心、头痛等全身症状。

5. 病程

皮损一般 1 周左右消退，但结节性损害消退缓慢，少数可发展成慢性皮炎。

二、治疗

1. 一般治疗

加强个人防护，进入林区或在野外，穿长袖衣衫，预防蚊虫叮咬。搞好环境和个人卫生。避免搔抓和刺激皮损，防止继发感染和形成慢性皮炎。

2. 局部治疗

患处涂搽抗炎止痒剂，如 1% 酚或薄荷炉甘石洗剂、0.25% 樟酚搽剂、虫咬皮炎药水、花露水、清凉油，或 0.05% 卤米松霜、0.1% 糠酸莫米松霜、0.02% 丙酸氯倍他索霜、0.025% 曲安奈德霜等糖皮质激素制剂，以及林可霉素利多卡因凝胶、2% 利多卡因、2% 普鲁卡因或普拉莫星（Ppramoxine）等局部麻醉剂，每日 3～5 次。

继发感染可涂搽 2% 莫匹罗星软膏、1% 新霉素软膏、1% 红霉素软膏、2% 龙胆紫溶液、3% 聚维酮碘液或 0.2% 盐酸环丙沙星软膏等，每日 2 次。

3. 全身治疗

瘙痒明显或皮损严重者可酌情给予盐酸西替利嗪 5～10 mg/d、盐酸左西替利嗪 2.5～5 mg/d、氯雷他定 5～10 mg/d、非索非那定 60 mg/d 或咪唑斯汀 5～10 mg/d 等抗组胺药，分次或一次口服。必要时可给予醋酸泼尼松 20～30 mg/d、地塞米松 5 mg/d 等糖皮质激素，继发感染者给予广谱抗生素。

4. 封闭疗法

局部症状明显或结节性损害，皮损内可注射糖皮质激素，如地塞米松 2.5～5 mg、醋酸泼尼松龙 5～15 mg、复方倍他米松注射液 5～7 mg，可迅速缓解症状和抑制组织增生。

5. 物理疗法

局限顽固性难退的结节性损害或已形成痒疹者，可考虑进行手术切除、电烧灼、激光、微波、液氮冷冻或浅层 X 线治疗。

6. 中医治疗

局部可选用桃树叶适量；或野菊花、马齿苋、蛇床子、地肤子、苦参各 10 g，薄荷 6 g，水煎淋洗或湿敷患处，每日 3～5 次。雄黄、枯矾各等份，研细末后凉茶水调敷患处，也有较好疗效。

（胡　婷）

第四节　疥疮

疥疮是由疥螨所致的接触传染性皮肤病。疥螨属蛛形纲疥目，寄生在皮肤的表皮层内，因掘隧道时的机械性损伤、分泌物及排泄物的刺激引起皮肤炎症，极易在家庭及接触者之间传播流行。

疥疮患者多因与受感染者直接接触被传染，或使用患者用过的被褥、衣物等间接接触被传染，也可被有疥螨寄生的动物如猫、犬、兔、羊、牛、马等传染。

一、诊断

1. 好发年龄

男女老幼被疥螨感染后均可发病，临床以中青年人和儿童较为多见。

2. 好发部位

皮疹好发于皮肤薄嫩处，如指（趾）间、腕屈侧、肘窝、腋窝、女性乳房下、下腹部、股内侧、外生殖器等部位，成人头面部和掌跖部不受侵犯，但可累及婴幼儿。

3. 典型损害

皮损主要为红色丘疹、丘疱疹、水疱、隧道、结节和结痂等，其中水疱常见于指（趾）缝，结节常发于阴囊、阴茎和阴唇。少数患者可有风团样、大疱性、角化性损害。

隧道为疥疮的特异性皮疹，长 5～15 mm，弯曲微隆起于皮面，呈淡灰色或皮色，末端有丘疹、丘疱疹或水疱，为雌性成虫所在处，但部分患者无典型的隧道或很难识别。可因搔抓、破溃等继发感染，发生脓疱疮、毛囊炎、疖病、淋巴结炎等。

4. 特殊类型

（1）婴幼儿疥疮：皮疹分布常较广泛，可累及头皮、颈、手掌和足跖，除典型皮疹外，多有脓疱和湿疹样损害。经正规治疗后，在足的侧面仍可陆续出现水疱和脓疱，对治疗疥螨的药物无反应，称为疥疮后综合征。

（2）挪威疥：又称角化型疥疮或结痂型疥疮，多发生于身体虚弱、免疫缺陷或大量应用糖皮质激素者。损害主要为皮肤干燥、结痂和脓性感染灶，指（趾）端有大量银屑病样鳞屑，指（趾）侧缘肿胀，指（趾）甲增厚变形，手掌角化过度，毛发干枯脱落，头皮和面部有较厚的鳞屑和脓性痂皮，有特殊的臭味，局部淋巴结肿大。

（3）难辨认疥疮：局部或全身应用糖皮质激素可使疥疮的症状和体征发生改变，缺乏典型疥疮损害的特征，且皮损分布广泛。

（4）结节性疥疮：病程中或抗疥治疗后，阴囊和阴茎可出现直径为 3～6 mm 的暗红色结节，足跖部结节呈红棕色，表面常有角化和鳞痂，常伴有不同程度的瘙痒。婴幼儿可能由于皮肤薄嫩，对异物反应强烈而易发生疥疮结节。

5. 自觉症状

瘙痒剧烈，尤以夜间为重，常在感染后 3～4 周出现。灭疥治疗 1～2 周后，皮肤瘙痒可消失。

6. 病程

慢性经过，未经治疗可持续数周至数月或更久。有效抗疥治疗可很快将疥螨杀死，但皮肤瘙痒仍可持续数日。

7. 实验室检查

在隧道末端的丘疹、水疱内可找到疥虫或虫卵。

二、治疗

1. 一般治疗

患病后应及时诊治并适当隔离，避免传播。与患者密切接触的周围人和家庭成员，均应进行 2～4 周的医学观察。患者穿过的衣服及使用过的被褥、手套、用具等，均应煮沸消毒或在日光下曝晒灭虫。将被污染的衣物离体干燥放置72小时，疥螨也可自行死亡。

2. 外用药治疗

（1）搽药方法：搽药前用肥皂和热水沐浴，将皮肤拭干后，将灭疥外用药均匀涂搽于颈部以下全身皮肤，皮损处应反复涂药并用力摩擦，临睡前搽药1次或早、晚各1次，疗程以药物杀虫效果而定，疗程结束后再用热水及肥皂水沐浴，应尽量将皮肤上的药物洗净，更换已消毒的衣被。若治疗2周左右有新发皮疹或检出活疥虫，可重复1个疗程。首次搽药前先用中长效糖皮质激素霜剂（如0.05%卤米松霜、0.1%糠酸莫米松霜、0.02%丙酸氯倍他索霜、0.025%曲安奈德霜等）薄涂皮损，可明显缓解瘙痒症状。

临床最常应用的灭疥药物硫磺制剂，无蓄积毒性，安全且疗效肯定，掌握一定的搽药方法对其疗效十分重要和必要。除以上所述外，在使用硫磺制剂进行抗疥治疗过程中，可不必每日洗澡和更换内衣，因沾染在内衣上的药物及其气味也有杀虫作用，可增强灭疥效果。

（2）灭疥药物：主要有5%~10%硫磺软膏或霜，每晚或早、晚各1次，疗程3~4日；25%~30%苯甲酸苄酯洗剂或乳膏，每晚1次，连续3日；1%丙体666乳膏或软膏，1次即可，8~12日后彻底洗掉，孕妇、哺乳期妇女、小于2岁儿童及泛发性皮炎患者禁用；5%三氯苯醚菊酯乳剂，1次即可，8~14日后彻底洗掉；10%克罗米通霜，每晚1次，连用2次，第2次用药后24日彻底洗掉；40%硫代硫酸钠溶液和4%稀盐酸溶液，先涂前者，待干后再涂后者，每日早、晚各1次，连续用3~4日。以上药物可酌情任选一种。

3. 内用药物

病情严重者可选用依维菌素，成人用12 mg，儿童剂量为150~200 μg/kg，单次口服，5岁以下儿童、年老体弱者、孕妇禁用；或阿苯达唑400 mg，单剂口服，5日为1个疗程。

甲硝唑0.6 g/d，分3次服，疗程7日，可增强外用药疗效；氨苯砜100 mg/d，分2次服，7日为1个疗程，用于治疗疥疮结节；瘙痒明显者给予盐酸赛庚啶6~12 mg/d、马来酸氯苯那敏12 mg/d、盐酸西替利嗪10 mg/d、氯雷他定10 mg/d或非索非那定60 mg/d等抗组胺药物；继发感染者给予罗红霉素150~300 mg/d［儿童5~10 mg/（kg·d）］、红霉素2~4 g/d［儿童30~50 mg/（kg·d）］、阿莫西林2~4 g/d［儿童20~40 mg/（kg·d）］、氨苄西林2~4 g/d［儿童25 mg/（kg·d）］、头孢氨苄1~4 g/d［儿童25~50 mg/（kg·d）］等抗生素，分次口服。

4. 封闭疗法

糖皮质激素局部注射用于疥疮结节的治疗，每个结节内可注射用1%普鲁卡因或1%利多卡因溶液稀释而成的1%醋酸泼尼松龙混悬液、0.5%甲泼尼龙醋酸酯混悬液、0.2%复方倍他米松混悬液或1%曲安奈德混悬液0.1~0.2 mL，每周或每月1次。

5. 物理疗法

疥疮结节可采用液氮冷冻治疗，一般2次冻融即可，冻融范围局限于损害处，避免水疱形成和周围正常组织水肿。

（胡　婷）

第七章

药物性皮炎

第一节　概述

药物性皮炎又称药疹，指药物通过任何途径进入体内引起皮肤黏膜的急性炎症，重者可伴有系统累及。常见的途径为口服和注射，也可通过吸入或局部用药经皮肤、黏膜吸收，如灌肠、漱口剂、滴鼻剂、滴眼液、栓剂等其他途径。近年来，随着新药的不断推广应用，药疹的发病率有逐年增高的趋势。药疹的发病机制可简单分为非免疫性和免疫性两大类：前者指药理学可以预测的，常与剂量有关；后者则与药理作用无关，见于少数有过敏体质的个体，通过免疫机制发生。本文论述的是后一类药疹，又称为特应性药物反应。药疹常依据皮疹形态分为麻疹样或猩红热样发疹型、多形红斑型、固定型、剥脱性皮炎型、中毒性表皮坏死松解型、荨麻疹型、血管炎型、光敏反应型、血清病样型等。其中以发疹型、固定型、荨麻疹型和多形红斑型为常见类型。

常见的致敏药物有以下几类：①抗生素类，占第1位，尤以青霉素类、头孢菌素类引起的最为多见，其他有林可霉素类、喹诺酮类、大环内酯类、氨基糖苷类、四环素类等；②解热镇痛药，如阿司匹林、吡罗昔康、保泰松等；③抗痛风药，主要是别嘌醇；④镇静催眠药及抗癫痫药物，如苯巴比妥、苯妥英钠、卡马西平；⑤中成药引起的药疹病例数逐年上升，不容忽视；⑥其他药物，磺胺药，主要是复方新诺明。另外，血清制品及生物制剂、呋喃唑酮，以及抗结核药乙胺丁醇、异烟肼等也时有报道。

一、诊断

1. 临床特点

除固定型药疹有特定部位特征性表现外，多数药疹常模拟其他疾病的皮肤表现，皮疹类型多样，常见以下特点。

（1）有明确的用药史：停用致敏药物，皮疹可自愈，一般在1~3周恢复。

（2）有一定的潜伏期：首次用药大致在5~20日，重复用药，则在数分钟或数小时发病。抗痛风药别嘌醇及抗结核药引起的药疹潜伏期较长，首次用药可长达90日。

（3）大多有前驱症状：如发热、皮肤瘙痒、黏膜灼热、干燥或全身不适。

（4）重症常可伴多腔口黏膜损害，累及口腔、外生殖器、眼、呼吸道及消化道黏膜，且可影响心、肝、肾、关节及造血系统，往往起病急骤，病情凶险。

（5）对抗过敏治疗及类固醇皮质激素治疗有效。

2. 组织病理

除固定型、多形红斑型及中毒性表皮坏死松解型药疹外，其余药疹组织学改变缺乏特异性。

3. 实验室检查

血常规白细胞可增多，常伴嗜酸性粒细胞增多，但也有白细胞减少者。脏器受累包括：肝功能异常，血清转氨酶升高；肾功能异常，血尿、蛋白尿，血尿素氮、肌酐升高；心脏受累，则心电图表现异常。

二、治疗

治疗原则是立即停用致敏药物，促进致敏药物排泄，及时抗过敏治疗。

1. 全身治疗

（1）在病历上注明，禁用致敏药物或可疑致敏药物的名称，勿用结构相关药物，以免发生交叉过敏。

（2）多饮水或输液以利致敏药物排出，每日可静脉输注 1 000 ~ 2 000 mL 液体。

（3）抗过敏治疗。

1）抗组胺药物：如扑尔敏、酮替芬、西替利嗪、氯雷他定、咪唑斯汀等，可选用 1 ~ 2 种。

2）维生素 C：每日 1 ~ 3 g 加入注射液中静脉滴注。

3）10% 葡萄糖酸钙 10 mL 静脉注射，也可用硫代硫酸钠 0.64 g 加注射用水 10 mL 静脉注射，每日 1 次。

（4）病情较重如发疹型或荨麻疹型，皮疹泛发，伴中等度发热者，可给予泼尼松 20 ~ 40 mg/d，或其他糖皮质激素的相当剂量，病情好转后逐渐减量，1 ~ 2 周内可撤完。

（5）病情危重者，如重症多形红斑型、中毒性表皮坏死松解型、剥脱性皮炎型药疹，有广泛皮肤或黏膜损害伴重要脏器受累，患者高热，全身中毒症状明显，应尽早、足量、短期使用糖皮质激素，氢化可的松 200 ~ 500 mg 或地塞米松 15 ~ 20 mg 加葡萄糖注射液中静脉滴注。病情重者可视情况加大剂量，糖皮质激素足量的标志是 2 ~ 3 日内体温得到控制，无新发皮疹，原皮疹色泽转暗，渗出减少，病情稳定后则迅速撤减激素，一般每 3 ~ 4 日可撤减激素 1/8 ~ 1/4 量，3 周左右撤完。剥脱性皮炎型撤减激素的速度宜适当减慢，以免病情反跳。糖皮质激素应用过程中要时刻注意糖皮质激素所致的各种不良反应，特别是消化道出血、电解质紊乱、激素性糖尿病及念珠菌感染等，应及时加以预防、治疗。

（6）静脉注射丙种球蛋白（IVIG）治疗重症药疹，0.4 g/（kg·d），静脉滴注，连续 3 ~ 5 日。

（7）支持疗法：补给高热量、高蛋白、多种维生素饮食，视病情需要可给予能量合剂、白蛋白，输新鲜血或血浆，有感染的可选择致敏性较小的抗生素加以控制，注意液体和电解质平衡。肝功能受累的应给予保肝治疗。

2. 局部治疗

加强皮肤黏膜的护理。

（1）皮疹无渗出者可给单纯扑粉或用复方炉甘石洗剂。

（2）有大疱者可用无菌针筒抽干疱液，然后外搽 1% 聚维酮碘溶液。

（3）渗液明显者应行干燥暴露疗法，重视消毒隔离，每日换消毒床单，糜烂面用 3% 硼酸液清洗后贴敷单层 0.1% 黄连素纱布或 1% 聚维酮碘纱布。

（4）眼结膜损害每日用生理盐水冲洗数次，清除分泌物，定期交替滴醋酸氢化可的松滴眼液及氯霉素滴眼液，晚上涂 3% 硼酸眼膏或 0.5% 金霉素眼膏，以预防粘连。

（5）口腔损害，可用 2% 碳酸氢钠含漱液或多贝氏液漱口，唇部用凡士林油纱贴敷，口腔溃疡可贴口腔溃疡薄膜。

3. 中医药治疗

本病属中医"中药毒"范畴，系因禀赋不耐，药毒入侵化火，外发肌肤所致。治疗以清热凉血解毒为主，方用犀角地黄汤合黄连解毒汤加减，切不可动用发散透疹之品。

三、预防

（1）用药应有的放矢，切勿滥用药物。用药前应仔细询问药物过敏史。

（2）青霉素、链霉素、普鲁卡因等用药前应严格执行常规皮试制度。

（3）注意药疹的早期症状，一旦出现无法解释的发热及皮肤黏膜的症状如结膜充血、皮肤瘙痒、皮疹，应考虑药疹的可能，应尽早作出诊断，立即停药。

（4）已出现药疹的患者，医生应明确告知患者，且在病历的显要位置标明对某种药物过敏，避免重复使用同类和结构类似的药物，以免再发药疹，加重病情。

（陈先进）

第二节　固定性药疹

固定性药疹是药疹中最常见的一型，复发率较高。致敏药物再次进入体内，则在同一部位反复以同样形态的皮疹出现。引起固定型药疹的药物种类很多，以解热镇痛药、磺胺类（主要是复方新诺明）、巴比妥类及四环素类药物引起的最为常见。中药也可引起药疹。此外，一些非药物性的化学物质如食用色素、食品防腐剂、药物胶囊或基质等也可引起药疹。

一、诊断

（一）临床特点

以成年人多见。皮疹特点为局限性圆形或椭圆形水肿性红斑，色泽红或紫红，直径数毫米至数厘米，边界清楚，单发或多发，多发者往往分布不对称，重者中心可起水疱、大疱。急性期约 1 周，此后局部遗留暗褐色或棕褐色色素沉着，可持续数月，甚至更长。好发于手足部以及皮肤黏膜交界部位，如口唇、外生殖器、肛门等处，以龟头包皮为最好发部位，也可见于任何部位。重复用药，则原来部位必发同样皮疹，即所谓固定性，其他处也可出现新的皮损，因而皮疹数目随发病次数逐渐增多。自觉症状轻微，部分患者仅有轻度痒感及灼痛感。外生殖器及黏膜损害易出现糜烂，伴疼痛感。一般无全身症状，少数泛发者有发热、头痛及全身不适。

（二）组织病理

特征性组织病理为基底细胞液化变性和色素失禁。表皮内有较多坏死角质形成细胞，表皮细胞内和细胞间水肿，真皮上部有大量的黑色素和噬黑素细胞，真皮乳头水肿，毛细血管扩张，血管周围淋巴细胞、组织细胞及中性粒细胞浸润。

（三）实验室检查

1. 激发试验

激发试验是确定致敏药物的有效方法。可疑致敏药物的激发剂量因人而异，一般为常用量的 1/4 ~ 1/2。但应在皮疹痊愈后、征得患者同意、并在医务人员的严密观察下进行。固定性药疹患者于发疹前有明确服药史的，致敏药物一般不难确定，因此不必做激发试验。个别病例用药复杂，难以确定致敏药物，此时可用激发试验。

2. 斑贴试验

将可疑致敏药物以二甲基亚砜、95% 乙醇或凡士林等作基质配成 10% ~ 30% 浓度，在皮损部位做斑贴试验，可激发阳性反应，阳性率可达 60% ~ 85.7%，而在非皮损部位，斑贴试验阴性。该试验也只在必要时进行，而且应在皮疹痊愈后进行。

二、治疗

（一）全身治疗

（1）寻找致敏药物，禁止继续服用或使用。

（2）抗组胺药物、维生素 C、钙制剂等抗过敏治疗。

（3）糖皮质激素：若皮疹数目多，可在红斑初起时，给予小剂量糖皮质激素如泼尼松 30 mg 口服，减轻固定型药疹的反应程度，以后视皮疹情况，逐日递减用量，一般在 1 周内撤尽。也可应用得宝松 1 mL 一次性肌内注射，但若已经出现大疱糜烂，则使用皮质激素只能减轻些炎症，并不能缩短其病程。

（二）局部治疗

视皮疹情况给予湿敷，炉甘石洗剂或皮质激素霜外擦。外阴部，特别是男性龟头糜烂、渗出性损害，宜用 3% 硼酸液、生理盐水或 0.05% 黄连素液或 0.1% 依沙吖啶液等予以局部湿敷，每次 30 分钟，每日 2 ~ 3 次。保持患处清洁，患者卧床休息、减少活动，晚上暴露或以抗生素油膏涂擦，一般 7 ~ 10 日可愈合。

（三）物理治疗

1. 氦氖激光照射

口腔内皮损因有唾液，局部涂药很难有效，可采用氦氖激光局部照射。波长 632.8 nm，输出功率 15 mW，功率密度 1.38 mW/cm^2，光距 50 ~ 70 cm，每次 10 ~ 15 分钟，每日 1 次，据报道，见效快，效果佳，7 日左右愈合，其他部位也可使用氦氖激光照射，采用 25 mW 氦氖激光机，光斑 1 ~ 10 cm，距离 1 m，每次 10 分钟，每日 1 次，照射后用无菌纱布包扎。

2. CO_2 激光照射

局部散焦照射（有温热舒适感为宜），每日 1 次，每次 10 ~ 15 分钟，一般治疗 7 ~ 10 日。

（四）中医药治疗

该型药疹好发于阴部、口唇（肝胃二经经过之处）。治宜清肝泻火、利湿解毒。方用龙胆泻肝汤加减，龙胆草 10 g、黄芩 10 g、栀子 10 g、生地 20 g、车前子 10 g、泽泻 10 g、赤芍 1~2 g、蚤休 20 g、木通 10 g、生甘草 6 g。每日 1 剂，早、晚各煎服 1 次，药渣可再煎汤，放凉，湿敷患处。

（陈先进）

第三节　中药引起的药疹

近年来，随着制药工业的发展，中药制剂的品种和剂型不断增多，除传统的汤剂外，目前常用的中药剂型有冲剂、针剂、粉针剂、丸剂、含片、散剂及外用制剂等，中药的应用范围日益扩大，中药致药疹的发病率呈逐年上升趋势，据近年来文献报道，中药已成为药疹的主要致病药物之一。吕庆丽等对我国近 20 年主要文献中中药 ADR 个案报道的病例进行分析，共 2 732 例中药引起的不良反应中，过敏反应为 1 577 例，占 57.7%，其中过敏性休克 215 例，重症药疹 59 例。常见致敏药物有双黄连注射液、茵栀黄注射液、清开灵注射液、复方丹参注射液、清热解毒注射液、蝮蛇抗栓酶注射液、柴胡注射液、牛黄解毒片、藿香正气水、消渴喘片、强力宁注射液、正红花油、六神丸等。重症药疹的常见致敏药物有蝮蛇抗栓酶注射液、牛黄解毒片、正红花油、双黄连注射液、雷公藤片等。

一、诊断

中药引起的药疹涉及药疹的各种临床类型，其临床表现与西药引起的药疹类似。从剂型分析，各种剂型均可引起，但以注射剂引起的比例最高，明显高于常见的口服给药制剂。1999~2001 年文献报道的 187 例中药引起的过敏反应中，由注射剂所致的有 109 例，占 58.9%。其原因可能是由于中药提取的有效成分中大多为蛋白质、多肽、多糖类等大分子物质，具有免疫原性及免疫反应性，口服制剂进入消化道易被消化酶破坏，分解为小分子物质，部分或全部失去抗原性。而注射剂直接进入体内，因而易诱发过敏反应。中药所致的药疹发生时间最短为用药后 3 分钟，最长为停药后 7 日，多数发生在用药过程中。但皮疹类型与致敏药物的剂型之间无显著差异。曾报道 1 例乳母服三七片，5 日后，其出生 45 日的婴儿因进食母乳发生大疱性表皮松解型药疹。

从致敏药物分析，据文献统计，至少涉及 140 种药物。有时，不同的致敏药物事实上是由同一成分引起，如居致敏药物前几位的双黄连注射液、茵栀黄注射液、清开灵注射液、清热解注射液中均有金银花成分，金银花中含有绿原酸和异绿原酸，具有抗菌、抗病毒作用，同时又具有致敏原作用，易引起变态反应。由于中药多数为复合制剂，单味药中即含多种成分，另外，配制时常加入一些辅剂，相互之间也可引起交叉过敏，因而难以确定是何种成分或其代谢产物，抑或某种杂质引起致敏。中药的有效成分中不乏大分子蛋白质，如常见致敏药物清开灵注射液（含水牛角）、鹿茸精注射液、地龙注射液及羚羊角注射液中均含有异种蛋白质，均具有较强抗原性，容易致敏。

从药疹类型来看，常见类型为发疹型、荨麻疹型、过敏性紫癜型，中药所致的严重的过敏反应以过敏性休克为主，可占过敏性休克的 10% 左右。重症药疹包括中毒性表皮松解症、重症多形红斑型药疹、剥脱性皮炎型药疹占 3%~6%。

二、治疗

治疗与西药引起的各型药疹治疗方法相同。

三、预防

（1）临床医生首先要摒弃"中药不良反应小"的偏见；开中药前也应详细询问患者的药物过敏史以及是否为过敏体质。切忌再次使用可疑致敏药物。过敏体质的患者给药时要格外谨慎，避免使用易引起过敏反应的制剂。

（2）尽量选用口服制剂。

（3）注射剂使用前应注意注射液的色泽、澄清度，选择合适的溶剂，尽量避免与其他药物在同一瓶液体中配伍使用。治疗期间不应随意换用不同厂家或不同批号的同种药品。

（4）用药过程中如出现皮肤瘙痒、皮疹等过敏反应应立即停药。

（陈先进）

第四节　急性泛发性发疹性脓疱病

急性泛发性发疹性脓疱病（AGEP）是一种特殊类型的药疹，患者无银屑病病史，脓疱主要由药物诱发（少数可能由感染因素诱发），发病急骤，常伴高热，病程自限，病理特征为角质下非毛囊性脓疱，伴真皮血管周围炎及血管炎。病理机制尚不清楚。本病的潜伏期短，抗生素引起者用药数小时到 3 日发病。文献报道，引起 AGEP 的药物种类较多，最常见的有 β-内酰胺类及大环内酯类抗生素；其次为米诺环素、多西环素、万古霉素、亚胺培南、异烟肼等；其他有抗疟药氯喹、羟氯喹，抗真菌药特比萘芬、制霉菌素、伊曲康唑，HIV 蛋白酶抑制剂，解热镇痛药，卡马西平、钙通道阻滞剂、质子泵抑制剂（兰索拉唑）等。

一、诊断

1. 临床特点

本病约 90% 是由药物诱发的，潜伏期较短，抗生素引起的从用药到皮疹出现平均约 2.5 日，短的为数小时，属记忆超敏反应，其他药物平均 18 日。

（1）起病突然，发疹往往从头面部及皱褶部位开始，数小时内扩散至全身，呈弥漫性水肿性鲜红色斑片，很快在红斑上密布粟粒大、非毛囊性白色小脓疱，数目从几十个至几百个。颈项、腋下、双胁、肘窝、腘窝等皱褶部位尤为明显。半数患者可伴有局部水肿，小腿紫癜、水疱，或呈多形红斑样，或脓疱融合呈尼科利斯基（Nikolsky）征阳性，易误诊为中毒性表皮坏死松解症。

（2）黏膜较少受累，若有主要见于口腔和舌头，发生率约为 20%。

（3）自觉灼痛、瘙痒，痒的程度因个体差异而不同。

（4）常伴高热，体温 >38 ℃，平均 39.1 ℃。大多于脓疱出现当日发热，也有发疹前后 2 日内出现，可连续 1 周左右。

（5）脓疱持续 5~10 日，随后开始呈针帽状脱屑，病程自限，病期 1~2 周，预后良好。但在并发慢性病的老年人中可因皮肤血流量增加，皮肤浅表感染而死，死亡率<2%。

2. 组织病理

角层下海绵状脓疱，疱内含中性粒细胞及少数嗜酸性粒细胞，真皮乳头水肿，毛细血管扩张，中性粒细胞或嗜酸性粒细胞呈围管浸润，少数可见角质形成细胞坏死，白细胞碎裂性血管炎。

3. 实验室检查

血白细胞总数增加，中性粒细胞增加 $> 7.0 \times 10^9/L$，约 1/3 患者伴嗜酸性粒细胞轻至中度升高。约 1/3 患者呈肾前性氮质血症，肌酐清除率下降 < 60 mL/min，肝功能大多正常，少数转氨酶轻度上升，但不高于正常值 2 倍，常有低钙血症。脓疱细菌培养阴性，少数可培养出金黄色葡萄球菌及腐物寄生杆菌。

二、治疗

（1）停用致敏药物，促进药物排泄。停用致敏药物后，皮疹大多能自行消退，一般无须特殊治疗。

（2）瘙痒明显者可选用抗组胺药物。

（3）皮疹广泛者可用中等剂量糖皮质激素，泼尼松 30~50 mg/d，可有效改善症状，缩短病程。1~2 周可撤完。伴高热者可选用退热药，但应在排除可疑致敏药物的前提下使用。

（李　慧）

第五节　中毒性表皮坏死松解症

中毒性表皮坏死松解症（TEN）又称中毒性表皮松解型药疹或大疱性表皮松解萎缩型药疹，为病情最急，病势最凶的皮肤药物反应之一，特征为迅速而广泛的表皮剥脱伴全层表皮坏死。可发生于任何年龄。但若不及时抢救，死亡率可高达 10%~30%，艾滋病及所有 HIV 感染者、骨髓移植受体、系统性红斑狼疮（SLE）患者的患病危险性大大增加。本病的发病机制属于Ⅳ型变态反应，患者往往存在对致敏药物的代谢异常，且受遗传因素影响。引起中毒性表皮坏死松解症的药物种类繁多，常见的致敏药物以往以磺胺类药物占首位，近年来则以抗生素类占首位，特别是青霉素、头孢菌素类药物；其次为解热镇痛药，抗癫痫药如苯巴比妥、苯妥英钠、卡马西平；其他有酚酞、别嘌醇、磺胺类等，值得注意的是，中成药引起的 TEN 也时有报道。

一、诊断

（一）临床特点

（1）起病急骤，大多有明显的中毒症状，发热，烦躁不安，嗜睡，甚至昏迷。

（2）皮疹发生前可有结膜充血、口咽干燥、唇部灼热及皮肤灼热瘙痒等前驱症状。

（3）数小时或 1~2 日后，皮肤出现红斑，明显触痛，发展迅速，很快遍及全身，出现水疱、大疱及大片表皮剥脱如Ⅱ度烫伤，尼科利斯基征阳性，一般头皮很少累及。

（4）一处或数处黏膜损害，可累及眼、鼻、口、唇、外阴、肛门，甚至呼吸道及胃肠道黏膜。表现为水疱、剥脱、糜烂。严重的眼角膜损害，可导致角膜溃疡、穿孔。

（5）脏器受累，可引起心、肝、肾损害。少数可累及肺及脑。出现肺出血、脑出血。

（6）经及时抢救，病情逐渐好转，体温转为正常，病期一般2～3周，剥脱表皮及水疱干涸结痂脱落，留淡红色嫩皮。若处理不当，也可因急性肾衰竭、肺炎、败血症、脑出血、呼吸循环衰竭等死亡。

（二）组织病理

全层表皮大片坏死，表皮下大疱。真皮浅层水肿，血管周围少量淋巴细胞、组织细胞及嗜酸性粒细胞浸润。

（三）实验室检查

1. 血常规检查

血白细胞总数增加，中性粒细胞增多，淋巴细胞减少，淋巴细胞数少于 $1.0 \times 10^9/L$，尤其是 CD4 阳性 T 淋巴细胞减少。也可出现白细胞总数减少，若少于 2.0×10^9 则预后较差。多数患者嗜酸性粒细胞分类降低到零，嗜酸性粒细胞计数少于 $0.05 \times 10^9/L$。

2. 尿常规检查

可出现蛋白尿，尿中有白细胞和红细胞。少数患者可有血尿素氮及肌酐增加。

3. 肝功能检查

可出现转氨酶异常。蛋白电泳 γ 球蛋白增高。

4. 心电图检查

心电图表现为传导阻滞，频发房性期前收缩、室性期前收缩、心房颤动、T 波改变等。

二、治疗

一经诊断，立即停用致敏药物、可疑致敏药物以及结构类似药物。治疗原则是早期、足量、短程应用类固醇皮质激素，维持液体和电解质平衡，预防感染控制并发症，加强营养支持疗法。

（一）全身治疗

1. 尽早使用糖皮质激素

开始每日用氢化可的松 300～500 mg，或地塞米松 20～30 mg 及维生素 C 2～3 g 加入 5%～10% 葡萄糖注射液中静脉滴注。重症可视病情再加大糖皮质激素剂量。糖皮质激素足量的标志是 2～3 日病情得到控制，原皮疹色泽转暗，渗液减少，疱壁紧贴基底部，尼科利斯基征转为阴性，无新发皮疹出现。一旦病情稳定好转，则迅速撤减激素，每 3～4 日撤减 1/8～1/4，一般可在 2～3 周撤完。学者们对糖皮质激素治疗 TEN 一直存在争论，持反对意见者认为糖皮质激素用后增加继发感染、胃肠道出血、水电解质紊乱的危险，且延迟创面痊愈，掩盖早期败血症症状，延长住院时间，增加病死率。

2. 静脉注射丙种球蛋白（IVIG）

用法：0.4 mg/（kg·d），连续 3～5 日，表皮坏死松解在 1～2 日被阻断，3 日内水疱消失，1 周内红斑消退，10 日内新生表皮可完全覆盖糜烂面。

3. 免疫抑制剂治疗

重症患者可采用皮质激素加环磷酰胺 100～300 mg/d 静脉滴注，疗效迅速，并使撤激素时间缩短。使用环孢素 4 mg/（kg·d）治疗中毒性表皮坏死松解症可取得良效。

4. 表皮剥离与真皮植盖

有学者主张将患者收入烧伤中心或重症监护室,对已松解呈皱褶的表皮进行人工剥离,用猪皮或尸体皮植盖以保护裸露的真皮,让皮损自然愈合,整个过程均需无菌操作。用此方法似给患者穿一件生物衣,可降低感染、减少体液丢失、减轻疼痛,并促进表皮再生,不仅死亡率明显降低,后遗症也明显减少。

5. 防止继发感染

因皮肤黏膜糜烂面广泛易引起细菌感染,可预防性使用不易致敏的广谱抗生素。同时,还要注意防治真菌感染,特别是条件致病菌感染。

6. 加强支持疗法

除高蛋白、高热量、富含维生素流质饮食外,视病情需要,适当补充能量合剂、复方氨基酸、各种维生素,给予保肝药。必要时输新鲜血浆或全血。注意水、电解质平衡,记录24小时液体出入量。最初24小时的液体需要量一般相当于同面积烧伤患者的2/3~3/4。以后随口服补液增加,静脉补液量则逐渐减少。大量使用激素时要补钾,常用10%氯化钾溶液10~20 mL加入葡萄糖注射液中静脉滴注。也可根据血钾测定酌情补给。

(二) 局部治疗

1. 重视消毒隔离

有条件可按大面积烧伤护理原则进行护理。保持病室温暖。病室温度可升至30 ℃左右,以降低通过皮肤丢失的热量。外用药物以无刺激性,具有保护、收敛和抗炎作用为原则,进行全身暴露干燥疗法,红肿无渗出的皮损可用粉剂或用烤灯照射创面。用无菌针筒抽干疱液,针眼处涂1%聚维酮碘溶液。糜烂面清洁后贴敷单层0.1%黄连素纱布或1%聚维酮碘纱布。有条件可使用皮肤植盖术,即对极度松解无活性的表皮进行清创,糜烂面在无菌操作下植盖生物性敷料,如猪皮或尸体皮,或植盖以羊膜或胶原为基础的合成敷料,以保护裸露真皮,预防感染,减少体液丢失,减轻疼痛,促进表皮再生。但植盖术易受条件限制,且费用昂贵。单层纱布覆盖法简便,疗效也肯定。

2. 注意黏膜护理

口腔可用2%碳酸氢钠含漱液或多贝氏液漱口。在进食前后可以含等量0.1%依沙吖啶、3%过氧化氢或2%普鲁卡因的溶液漱口。口唇上敷以凡士林油纱布。眼结膜每日用生理盐水冲洗数次,清除分泌物,白天以抗生素滴眼液及氢化可的松滴眼液交替滴眼,每4小时1次,夜间入睡前涂足量眼膏以防睑球结膜粘连。如眼结膜充血明显者,应及时请眼科医师会诊检查有否角膜溃疡,若有则应做相应的积极处理,以免愈后影响视力。

3. 保持呼吸道通畅

每4~6小时翻身1次,并鼓励患者多咳嗽,以排出已松解的呼吸道黏膜。

(三) 高压氧治疗

每日进20.2 kPa(2个大气压)的纯氧压力舱60~120分钟,约治疗10次,高压氧促使坏死组织脱落,抑制细菌生长,缩短上皮再生时间,改善愈合。

(四) 中医药治疗

本型药疹病情严重,常并发内脏损害。中医辨证为热毒内陷,气阴两伤。治宜清热解毒、凉血活血、益气养阴。方用清瘟败毒饮合生脉饮化裁、水牛角片40 g(先煎)或水牛角粉 6~9 g（分冲）、生地 30 g、黄连 10 g、黄芩 10 g、丹皮 15 g、赤芍 15 g、大青叶 15 g、银花 20 g、麦冬 10 g、石斛 10 g、生石膏 30 g（先煎）、生甘草 10 g。水煎服，每日 1 剂。西洋参 3 g，另炖服。

（李　慧）

第六节　血清病样药疹

血清病样药疹系由循环免疫复合物产生的药物反应。常见致敏药物为青霉素类、头孢菌素类、呋喃唑酮，其次为米诺环素、磺胺类、抗血清制剂、生物制品、硫尿嘧啶、造影剂等。一般在用药后 6~14 日发病，也有长达 3 周者。若再次用药，则在 1~3 日发病。

一、诊断

（一）临床特点

1. 皮肤表现

主要为水肿性红斑、风团，伴血管性水肿，少见麻疹样、猩红热样红斑或紫癜样皮损。皮疹色泽鲜红，分布广泛，瘙痒明显，有刺痛，消退较一般荨麻疹慢，愈后可遗留暂时性色素沉着。呋喃唑酮引起者常有手指末端针刺麻木感。少数患者可伴有黏膜损害，如喉头水肿，出现气急、胸闷、呼吸困难等。

2. 系统症状

可出现发热，体温达 38.5~39.0 ℃，关节红肿、疼痛，特别是手足部关节，也见于肘关节、膝关节、肩关节、颞颌关节和髋关节，浅表淋巴结肿大，以颌下及腹股沟淋巴结肿大多见。头痛头晕、心悸、恶心、呕吐、腹部疼痛，还可出现肾小球肾炎、多发性神经炎、心肌炎、心内膜炎的表现，药物引起的血清病样反应一般较血清病为轻。病程为 1~2 周。

（二）实验室检查

周围血白细胞增多，中性粒细胞增多，嗜酸性粒细胞也增加。肾脏受累者可出现蛋白尿、血尿、尿中白细胞增多。红细胞沉降率加快，血清 C3、C4 下降，过敏毒素 C3a 水平上升。心脏受累，可出现心电图异常。直接免疫荧光显示，真皮小血管壁免疫反应物 IgM、C3、IgG 及 IgA 沉积。

二、治疗

1. 全身治疗

（1）停用致敏或可疑致敏药物，促进药物排泄，鼓励患者多饮水或给予静脉输液。

（2）一般抗过敏治疗，常用氯苯那敏、赛庚啶或羟嗪，维生素 C 1~3 g 加入葡萄糖注射液中静脉滴注。10% 葡萄糖酸钙 10 mL 静脉注射或硫代硫酸钠 0.64 g 加注射用水 10 mL 静脉注射。

（3）关节疼痛明显者，可给予非类固醇抗炎制剂：如阿司匹林 0.3 g，每日 3 次；或布洛芬 0.3 g，每日 2 次口服。

（4）病情较重者可给予糖皮质激素治疗：泼尼松每日口服 30~40 mg，分次服；或地塞米松 5～10 mg 静脉滴注。病情稳定后逐渐减量，1～2 周内撤完。出现喉头水肿，应立即皮下注射 0.1% 肾上腺素 0.1～0.5 mL，必要时每隔 20～30 分钟重复 1 次。

2. 局部治疗

可使用炉甘石洗剂或糖皮质激素乳膏。

3. 中医药治疗

本型药疹以广泛红色风团为主，中医辨证多属药毒夹风热之邪内侵。治宜清热解毒疏风，可用生石膏 30 g（先煎）、知母 10 g、大青叶 15 g、银花 10 g、连翘 10 g、防风 10 g、竹叶 10 g、赤芍 10 g、白茅根 30 g、苦参 10 g、生甘草 6 g，水煎服，每日 1 剂。外用三黄洗剂。

（李　慧）

第八章

物理性皮肤病

第一节 多形性日光疹

多形性日光疹是最常见的一种光照性皮肤病，1900 年由 Rasch 命名。在紫外线强度有显著季节性变化的温带地区多发。海拔高、纬度高的地区患病率明显高于海拔低、纬度低的地区。本病好发于春季或夏初，在前胸"V"区、手背、上肢伸侧及妇女小腿等暴露部位出现丘疹、水疱、斑块或苔藓化的皮疹，自觉瘙痒。日光照射后数小时或数日出现皮疹，停止照射后 1 周左右皮疹可完全消退不留瘢痕。病情反复发作，部分患者的皮疹最后可自然消失。

一、病因与发病机制

本病病因尚不完全清楚。日光是绝大多数多形性日光疹最直接的因素，但主要的致病光谱尚有争论。有研究发现，78.3% 多形性日光疹患者可以被 UVA 激发，46.7% 患者可以被 UVB 激发。付兰等对 96 例多形性日光疹紫外线最小红斑量测定（MED）的发病光谱为 UVA、UVB 照射直接有关。陆洁等研究显示，多形性日光疹的 UVA-MED 测定值显著高于 UVB-MED 测定值，提示紫外线作用光谱中，UVA 占重要位置。另外，本组有 52.8% 的病例 UVA-MED 和 UVB-MED 阴性，不能排除紫外线中其他光谱的作用，因为本病有较宽的作用光谱，证实可见光、红外线、γ 粒子、X 射线和短波紫外线均可引起某些患者出现异常反应。

多形性日光疹发病可能和日光照射后不能产生正常的免疫抑制，从而对日光诱导的自体抗原产生反应有关，这种反应为对一种或几种暴露或改变的皮肤抗原产生的迟发型超敏反应。除了日光参与直接发病外，还与以下几个因素有关。

1. 遗传

3% ~45% 的患者有遗传素质。多形性日光疹的 HLA 型别中，证明有统计学意义的是 HLA-A24、HLA-Cw4。Ross 等的分析为 HLA-A24、A28、B51、B35、Cw4 者容易发病。但有学者统计了我国患者的发病资料，发现本病比较散发，认为遗传因素所起的作用较小。

2. 内分泌改变

本病女性患者多见，男女之比为 1 ：（2 ~10），部分患者发病与口服避孕药有关，妊娠似可影响疾病的过程。Neuman 等报道，14 例患者中 7 例在第一次分娩后发病，4 例在第

2 次分娩后发病，3 例虽然在第一次妊娠期间有过度曝晒，但未发病。

3. 微量元素和代谢改变

某些微量元素参与了 DNA 损伤后的修复过程，部分多形性日光疹患者血锌下降、血锰增高。血锌含量下降可影响 DNA、RNA 聚合酶功能，导致紫外线照射细胞损伤后修复功能的障碍。锰在发病因素中可能起致敏作用，同时在紫外线引起皮肤损伤 DNA 修复过程中，可能造成基因的突变和复制的错误，导致皮疹的发生。有学者指出，色氨酸代谢异常在本病病因学中是重要的。

4. 氧化损伤

Hadshiew 等通过光激发试验发现，外用抗氧化剂的部位激发的皮疹严重程度明显高于基质对照组，提示氧化损伤在多形性日光疹的发病中发挥着一定作用。另有研究表明，多形性日光疹患者超氧化物歧化酶活力较正常人明显降低，因此在紫外线作用下，机体发生光氧化反应，产生自由基，这些氧自由基与许多生物分子起反应，攻击体内不饱和小分子，使蛋白质变性，胆固醇和脂肪酸被氧化，DNA 断裂，从而导致细胞表面受体改变甚至组织损伤坏死，产生临床症状。

5. 免疫学变化

1942 年，Epstein 提出本病的发病机制可能是皮肤经引起光毒性反应的光能照射后，形成光合产物，这些物质在患者中作为抗原，激发细胞超敏反应，即迟发型超敏反应。临床上多形性日光疹常于过度日光照射后延迟发生，组织学真皮血管周围有密集的淋巴细胞浸润与迟发型超敏反应（如变态反应性接触性皮炎）的临床及组织学表现极为相似。通常认为，各种黏附分子和主要组织相容性复合物Ⅱ类分子在抗原提呈和免疫应答中发挥重要作用。Norris 及 Verheyen 通过对光激发试验诱发的多形性日光疹皮损的研究发现，皮损中黏附分子以及抗原提呈细胞表面抗原的表达模式均支持 Epstein 假说。

在本病中，日光能导致 T 细胞的活化和 T 细胞亚群比例的某些改变，虽然这些功能性改变是原发的或继发的尚不清楚，但推测 T 淋巴细胞参与了多形性日光疹病理过程的某一阶段，提示细胞免疫反应在本病中所起的作用。

研究发现，多形性日光疹患者在 UVB 照射后可使人表皮角质形成细胞和血清中 IL-1α、IL-6、IL-8、IL-10、INF-α 表达上调。IL-α 使人真皮成纤维细胞产生更多的 IL-6 和 IL-8，IL-8 使中性粒细胞和淋巴细胞聚集，产生炎症反应。

6. 其他

多形性日光疹的发病还与生活方式有关，如吸烟、饮酒等，均可促使发病。花生四烯酸代谢的异常也参与了发病。

二、临床表现

本病常于春季或夏初季节日晒后经 2 小时至 5 日于光照部位发生皮损，受累部位按发生频率的高低，依次为胸前"V"区、前臂伸侧和手背、上肢、面部、肩胛、股和下肢。女性多见，皮肤白皙者易发。皮疹为多形性，如红斑、斑丘疹、丘疱疹、水疱、斑块或苔藓化等。临床分型分为：①丘疱疹型，皮疹以丘疱疹和水疱为主，成簇分布，伴有糜烂、渗液、结痂，或呈苔藓样变，又称湿疹型；②丘疹型，皮疹为密集分布的针头至粟粒大小的丘疹；③痒疹型，皮疹为米粒至豆大的丘疹或小结节，较丘疹型大；④红斑水肿型，皮疹为边界清楚的鲜红或暗红色、片状、水肿性斑，浸润不明显；⑤混合型，皮疹有两种或两种以上的皮疹，可同时或先后出现。其他尚有水疱型、多形红斑型、出血型、风团型、斑块型、虫咬样型等，但患者皮疹的形态比较单一，常以某一型为主，且每次发作时同一部位皮疹的形态也基本相同。最常见的是丘疹型和丘疱疹型（各占1/3），其次是痒疹型、红斑水肿型。

本病病程长短不一，初发时有明显的季节性，以春季或夏初多发。但反复发作数月乃至数十年后，不仅无明显的季节性，皮损的范围也逐渐蔓延至非暴露区，呈现为急性间歇性疾病。反复发作者皮损瘙痒明显，影响正常的生活工作和容貌，但愈后不遗留有色素沉着和瘢痕，全身症状也不明显。

实验室检查：血、尿、粪卟啉均为阴性。

三、组织病理

表皮水肿，灶性海绵形成，角化不全，棘层肥厚；真皮血管壁水肿，管周有以淋巴细胞为主的浸润，有时也有中性粒细胞和嗜酸性粒细胞浸润，也可见血管外红细胞。

四、诊断与鉴别诊断

（一）诊断

1. 病史

包括发病年龄、皮疹与日光照射的间隔时间和持续时间、自觉症状、职业、休闲活动、可能的化学接触物、局部和口服药物、化妆品使用、对光照反应的过去史和家族史。病史有重要价值，有时仅根据病史即可诊断。

2. 皮损

以光暴露部位为主，每一患者的皮疹类型常固定。

3. 实验室检查

能明确提示患者的光敏性以及光敏感的程度。

（1）紫外线红斑反应试验：呈异常反应，主要表现如下。①反应高峰时间晚（正常人12~24小时，患者常为48小时以后）；②红斑反应强度高；③红斑反应持续时间长（正常人3~5日，患者可持续8日以上）；④红斑反应消退后无明显的色素沉着；⑤红斑反应开始消退时，红斑表面会出现丘疹。

（2）光激发试验：本试验能确定疾病的作用光谱，对诊断多形性日光疹有重要价值，尤其是那些就诊时无皮损的患者，进行光激发试验很有必要。

（3）光斑试验：对怀疑有化学性光致敏原的患者可证明其致敏物，部分患者光斑试验对多种变应原阳性。

除上述之外，还要排除暴露部位的其他炎症性及其他与光有关的疾病。

（二）鉴别诊断

1. 光线性痒疹

儿童发病。日晒后数小时至数日出现水肿性、表皮剥脱的丘疹、结节，表面有浅表瘢痕。病理变化类似亚急性和慢性皮炎，表现为表皮棘层增厚、海绵形成，真皮血管周围有淋巴细胞浸润。

2. 慢性光化性皮炎

多见于老年人，日晒后发病，持续时间长。皮疹无特异性，类似于湿疹、皮炎。组织病理检查提示棘层增厚、海绵形成，血管周围有单核细胞浸润。疾病晚期有致密的带状单核细胞浸润，类似于皮肤 T 细胞淋巴瘤。

3. 盘状红斑狼疮或亚急性皮肤型红斑狼疮

成人发病，无季节性，常在日晒后 1~3 周发疹，持续数周至数月。前者皮疹为盘状红斑，伴有鳞屑和瘢痕，后者为非瘢痕性丘疹鳞屑或环状、多环状斑片。有特征性组织病理和免疫病理变化或免疫学异常。

4. 红细胞生成性原卟啉病

本病为常染色体显性遗传，有家族史；常在青春期前发病，日晒后面、手部皮肤即刻有烧灼或其他异常感觉，并发生皮损。急性为红色水肿性斑片，慢性时为浅表蜡样瘢痕。病理检查真皮乳头层血管壁有 PAS 阳性物质的沉积。

本病尚需与非光线性皮肤病如湿疹、痒疹、多形红斑等进行鉴别。李维云等报道，1 例 HIV 感染患者具多形性日光疹的表现，皮疹虽发生于暴露部位，但手、足背无皮疹，损害为多形性，伴瘙痒，皮疹的轻重与季节变化无关，随病程延长呈进行性加重。

五、预防与治疗

首先应对患者进行教育，提高他们对紫外线防护的认识。大部分轻症患者可采用避光、使用屏障物及宽谱遮光剂的方法。此外，在避免强烈日晒的前提下，经常参加室外活动或短时间日光浴可逐步提高机体对光线照射的耐受能力，使发生皮疹的机会减少。Patel 等提出阶梯治疗方式，即轻型多形性日光疹仅需限制光暴露时间，使用遮光衣物及遮光剂；不能起效时，局部使用糖皮质激素软膏；再无效时则可短期使用抗组胺药物。黄淳韵等研究发现，以讲座形式辅以宣教手册开展的正规避光教育能使患者病情有所缓解，在 1 年中所需要的治疗药物减少。

较严重的患者可考虑局部治疗、系统治疗、硬化治疗及光疗。

1. 局部治疗

其原则同皮炎湿疹，以外用糖皮质激素制剂为主，通常采用中强效或强效制剂，数日至每周 1 次的冲击疗法，可有效控制痒感并使皮疹消退。有时也可外用 0.5%~1% 吲哚美辛霜，每日 2~3 次，但需要注意其刺激性。也有使用他克莫司治疗成功的报道。

2. 系统治疗

包括羟氯喹（每日 400 mg，1 个月后改为每日 200 mg，注意定期检查眼底），烟酰胺（每日 3 次，每次 0.3 g），沙利度胺（每日 100~150 mg，分 3 次服用，疾病控制后减量或停药），氯苯吩嗪也有效。抗组胺药可有效缓解患者的瘙痒感。对于极严重且对其他治疗无效的患者，可服用硫唑嘌呤（每日 75~100 mg，连服 3 个月，控制后减量至每日 25~50 mg 维持），或小剂量糖皮质激素（短期应用泼尼松 20~30 mg、甲泼尼龙 16~20 mg），病情控制后逐渐减量。β 胡萝卜素对部分患者有效，但总体疗效尚有争议。常用剂量为每日 180 mg，分 3 次服用，但应根据个体情况调整用药量，最好用至患者手掌心出现微黄色为止，并维持该剂量。

3. 硬化治疗

较严重的患者可预防性使用 PUVA 或 UVB，通过促进角质层的增厚、皮肤晒黑及免疫学的作用，提高机体对紫外线的耐受，称为硬化治疗。也可采用 UVA + UVB 联合治疗，效果亦佳。近年来，由于 8-MOP 的不良反应，窄谱 UVB 的应用日益增多，有报道对本病高度有效。窄谱 UVB 不良反应相对较少，有学者认为，窄谱 UVB 可能会逐渐取代其他光疗法成为多形性日光疹 "硬化治疗" 的首选，而 PUVA 仅作为窄谱 UVB 治疗失败后的选择。

4. 光疗

光疗应在预计病情发作前 1 个月进行，而且治疗前应告知患者，治疗期间可能会诱发疾病。对光线极度敏感的患者照射后立即外用糖皮质激素和（或）口服 25 mg 泼尼松龙，可有效抑制多形性日光疹发作。如激发皮疹持续存在，可减少照射剂量或暂停治疗直至皮疹消退。光疗后患者应继续进行适量日光照射以维持疗效，否则 4 ~ 6 周内即会失效。多形性日光疹缓解期数月至 1 年，多数患者每年春季均需要重复治疗，其疗效不会因应用次数增多而降低。

（夏丽晔）

第二节　光线性痒疹

光线性痒疹又称哈钦森夏季痒疹、夏令痒疹。以往曾认为本病是多形性日光疹的一种异型。根据近来的研究，大多数学者认为本病是一独立的光敏性皮肤病。

一、病因与发病机制

病因未明。推测是对日光照射有异常反应，约10%的患者有特应性体质，5% ~75%的患有家族发病史，但它与特异性体质和伴有光敏的特应性皮炎之间的关系未完全明了。致病光谱比较宽，包括 UVA、UVB 及可见光。

二、临床表现

本病好发于青春期前的儿童，成人也可发病，女性多见。发病部位主要是面部，特别是鼻、面颊及手背等曝光部位，少数患者在非曝光部位（如臀部）也可有皮疹发生。皮疹为小丘疹痒疹样损害，有时有渗液和结痂等湿疹样表现，手背损害多呈苔藓样变。面部损害愈合后可留微小凹陷或线形瘢痕。自觉瘙痒剧烈。

发病与日晒的关系并不十分明显，但多在夏季加剧，冬季可缓解，但也不是明显好转。20 岁前发病的患者，半数以上 5 年内逐渐缓解，但成人发病常持续终生。

实验室检查：血、尿、粪卟啉测定均在正常范围。约55%的患者用单色光试验显示异常反应，这些患者大多数对 290 ~ 320 nm UVB 有迟发性丘疹反应，而有些患者也对 UVA 敏感，罕见对可见光敏感者。用日光照射，不能使皮疹再现。

三、诊断与鉴别诊断

根据本病好发于青春期前女性儿童患者；曝光部位出现小丘疹痒疹样损害，有时有湿疹样改变；夏季加重，可以考虑诊断为光线性痒疹。

本病需要与多形性日光疹、种痘样水疱病相鉴别：多形性日光疹多见于中青年女性，罕见于青春期前，无明显家族史。发病与日晒关系明确，呈急性间歇性发作，不同于本病的持续发病及冬季常不见好转。种痘样水疱病多见于男孩，皮损局限于曝光部位，日晒后分批出现以水疱和痘疮为主的皮损，伴有灼痛感，愈合后遗留凹陷性瘢痕。

四、治疗

本病治疗相对困难，避免日晒、局部应用一般的遮光剂或药物治疗很少有效。有的患者至成年可消退。

急性湿疹样改变时可口服糖皮质激素（早晨顿服泼尼松 20 ~ 40 mg/d），待病情缓解后逐渐减量；沙利度胺对痒疹性损害有一定疗效，成人每日口服 50 ~ 100 mg，儿童每日 50 mg，治疗后半个月后开始起效，根据病情逐渐减量，治疗时间至少持续 2 个月，用药期间需注意其致畸性和周围神经病变等不良反应。部分患者停药后皮疹复发。另可试用羟氯喹或 β 胡萝卜素等治疗。Duran 等报道，连续口服四环素（1.5 g/d，分 3 次服用）或维生素 E（100 U/d）6 个月，大多数患者的病情可得到改善。病情顽固者可选用 PUVA 或 UVB 治疗。应用窄谱中波紫外线（NB-UVB）每周照射 3 次，共 5 周，对光线性痒疹治疗有效。

局部给予遮光剂和糖皮质激素制剂联合应用有一定的疗效。大多数患者需要使用强效糖皮质激素，2 周即可显效，短期间歇使用可降低其不良反应。研究表明，他克莫司和吡美莫司对早期皮损也有治疗作用。

（夏丽晔）

第三节　种痘样水疱病

种痘样水疱病是一种少见的慢性、特发性光照性皮肤病，主要特征是日晒后暴露部位出现红斑、水疱，继而糜烂、结痂，愈合后留有点状凹陷性瘢痕，约 2/3 的患者在青春期后逐渐痊愈。约 90% 初发于儿童，男：女约为 2 ：1。

一、病因与发病机制

病因尚未明了。可能是由于先天性机体代谢异常，对日光敏感性增高所致。在某些家族中有类似患者存在，可能与遗传有关，但遗传方式不明。另外，部分患者尿卟啉检查阳性。致病光谱或为 UVA，或 UVA、UVB 共同作用。Sonnex 等和许多其他人已发现，反复的 UVA 照射，其作用光谱为 330 ~ 360 nm 时，可使损害复发。另外，有研究发现，部分患者发病与 EB 病毒感染及 T 细胞淋巴瘤相关。

二、临床表现

本病自幼年开始发病，多见于 2 ~ 3 岁的男孩。也有患者在 20 岁发病的报道。皮疹分批发生，好发于面颊、鼻背、耳翼、手背等曝光部位，也可累及口唇，出现糜烂，有时出现结膜充血、角膜浑浊，影响视力。皮疹对称分布，初起局限于日光直射部位，局部皮肤潮红、肿胀，有红斑、丘疹、黄豆至小指甲大小坚实的结节，数日后迅速发展成水疱，大小不等，有的水疱中央可见脐窝，周围有轻度炎性红晕，经 3 ~ 4 日后水疱干燥结痂，严重者可出现坏死、结黑痂，痂皮脱落后遗留有凹陷性瘢痕、色素沉着、毛细血管扩张，甚至残毁畸形。

有临床报道的重型种痘样水疱病，表现为大片溃疡，反复发作后导致手指关节强直或屈曲、错位，指骨部分吸收破坏；耳郭部分缺损；鼻梁塌陷、软骨部分破坏吸收；下唇瘢痕挛缩、门齿外露。

Iwatsuki 等将本病分为典型型和非典型型。前者有明显的自限性，临床表现轻，皮损只限于暴露部位，多不伴有系统症状；后者皮损严重，多伴有颜面部水肿，病理变化类似于皮肤 T 细胞淋巴瘤。

本病皮疹每年春、夏季恶化，入冬减轻或完全消退。发病前常自觉瘙痒、灼热、发胀、紧张感或有头痛。有时还可见脱发或甲变形等。本病常在青春期后逐渐痊愈，不再复发。

三、组织病理

表皮水肿，表皮内可见多房性或单房性水疱，疱液中含多形核白细胞、淋巴细胞和纤维蛋白，可伴有表皮坏死及基底细胞液化；真皮浅层、中层数量不等的炎症细胞主要是淋巴细胞浸润。有血栓时见结缔组织呈均质性和嗜酸性坏死，吸收后见瘢痕组织。

四、诊断与鉴别诊断

诊断要点：①幼年发病；②日光曝晒部位出现红斑、水疱、糜烂、结痂，愈合后遗留点状凹陷性瘢痕；③发病有明显的季节性，夏季加重，冬季缓解；④青春期后可自愈；⑤光试验对 UVA 反应异常，部分患者反复给予 UVA 照射，可以在照射部位诱发皮损。光斑贴试验阴性。

应与以下疾病进行鉴别。

1. 红细胞生成性原卟啉病

多初发于儿童期；日晒后皮肤出现水肿性红斑、水疱、血疱，继之糜烂、结痂，愈合后留有点状凹陷性瘢痕；急性期皮肤常有疼痛，面部反复发作后出现多毛、口周放射状皮肤萎缩纹；实验室检查末梢血荧光红细胞阳性。

2. 先天性红细胞生成性卟啉病

皮损与本病比较类似，但发病年龄较早（多于 1 岁以内）；牙釉质呈褐色，在 Wood 灯检查下呈橘红色荧光；末梢血荧光红细胞阳性，尿卟啉阳性。

3. 盘状红斑狼疮

皮疹好发于面部，为持久性盘状红斑，表面有黏着性的鳞屑，剥去鳞屑后可见扩张的毛囊口；组织病理为角化过度、毛囊口有角栓形成，基底细胞液化变性，真皮血管周围有炎症细胞的浸润；直接免疫病理在真表皮连接处的基底膜带有 IgG、IgM、IgA 的沉积。

4. Hartnup 综合征

儿童期发病；日晒后暴露部位出现红斑、水肿、渗液，严重者可有水疱、结痂，为烟酸缺乏症样改变；小脑共济失调；尿液检查见氨基酸尿。

5. 种痘样水疱病样皮肤 T 细胞淋巴瘤

本病是 2005 年 WHO-EORTC 对淋巴瘤的新分类中皮肤 NK/T 细胞淋巴瘤的一个少见变异型，国内已有陆续报道。患者大多数是儿童。临床特点是皮损主要累及面部，有时四肢也可累及，表现为水肿、水疱、溃疡、结痂和瘢痕。与传统的种痘样水疱病不同的是，皮损更广泛和深在，见严重的瘢痕和变形，患者对 UVB 和 UVA 的最小红斑量无反应。皮疹变化无明显季节性，无随年龄增大而逐渐减轻的趋势。可伴肝脾大和内脏病变。组织病理学见异形淋巴细胞分布于真皮和皮下组织，多位于血管周围并可破坏血管壁，形成血管炎和脂膜炎样改变，免疫组化提示为 T 细胞淋巴瘤。

五、治疗

避免日晒，外用 UVA 遮光剂；口服鱼肝油能增加患者对紫外线产生红斑的抵抗能力，也有一定的作用。

轻者口服烟酰胺（0.9~1.2 g/d）及维生素 B_6 可取得一定疗效。病情稍重者可口服沙利度胺（100~150 mg/d）、氯喹（100~125 mg/d）、羟氯喹（200 mg/d）、泼尼松（10~30 mg/d）、雷公藤多苷（60~80 mg/d）等。严重者可采用沙利度胺（150 mg/d）加羟氯喹（200 mg/d）、沙利度胺（150 mg/d）加泼尼松（20 mg/d）的联合应用。口服 β 胡萝卜素（180 mg/d）可减轻发疹，但停药后日晒时发疹同治疗前。此外，应加强对症处理，防止继发感染，减缓瘢痕形成。

（赵小霞）

第四节　植物—日光性皮炎

植物—日光性皮炎是指患者过多服用或直接接触了具有光敏性的植物，在经受长期日晒后引起的以光毒反应为主要表现的皮肤病变，故皮疹以面部和手背等暴露部位为主，表现为局部皮肤红肿、丘疹、水疱、血疱或坏死等。1898 年，法国 Mafignon 报道了此类疾病，认为系藜中毒。1935 年，国内于光元教授报道因食灰菜或芥菜而发病，上海地区称为蔬菜日光性皮炎。

一、病因与发病机制

本病是一种急性光毒性炎症反应，其发生常与体质、食用光敏性植物和长久日晒三者同时作用有关。真正病因尚不清楚。患肝肾疾病、内分泌障碍、代谢异常、贫血或营养不良等患者在过多服食或接触某种植物后，再遭受强烈的日光曝晒则易发病。另外，植物的烹调方式、调味品或腐物寄生真菌也可能参与发病过程。

光感性的植物包括伞形科（香菜、芹菜、茴香），芸香科（柑橘、柠檬、酸橙），菊科（野菊、黄花蒿），桑科（无花果），豆科（紫云英），十字花科（野生油菜、芥菜），藜科（灰菜、甜菜），牧草，真菌类（木耳、香菇）。尚有报道光敏性的植物有胡萝卜、小白菜、萝卜叶、苋菜、菠菜、防风草、莳萝、天葵黄等。这些植物中含有的呋喃香豆素是最常见和最重要的光敏物，在 UVA 的照射下，呋喃双香豆素与核 DNA 共价结合，使 DNA 发生单向内收和嘧啶碱基的链间双向交联。前者导致基因突变、细胞死亡，后者放大了这种效应，促使表皮细胞严重受损。另外，肝肾疾病、内分泌代谢障碍、代谢异常、贫血或营养不良等患者过多食用光敏性食物后再接受强烈日光曝晒也易发病。

二、临床表现

面部和手背发生显著的非凹陷性水肿，表面紧张发亮，质较坚实。双侧眼睑肿胀，使眼睑闭合，不能睁开，口唇外翻，张口受限，皮肤呈弥漫性轻度潮红或呈紫红色，有瘀点或瘀斑、丘疹、水疱等。后者可相互融合成大疱，内容物澄清，呈淡黄色；或为血性。疱破裂后，出现糜烂面，或溃疡、坏死等。溃疡愈合后出现瘢痕，遗留色素沉着。偶可并发远端指节坏疽。好发于颜面突出部如眉弓、颧部、鼻背、前臂、手足背、颈和指甲，对称分布。多数患者在日晒后一日内即发病，短者数分钟局部皮肤即开始发痒。夏季多见，男女之比约为1：3.95。女性在月经前常易发病。为自限性，整个病程轻者1周即可消退，重者往往需2~3周或更长方能痊愈。自觉灼热、麻木、紧张、蚁走感、胀痛、刺痛或瘙痒。少数患者可有全身不适、发热、头昏、头痛、食欲不振、恶心、呕吐、腹泻，甚至谵语、昏迷或精神错乱等全身症状。老年体弱者临床表现更加严重。

本病常急性发作，部分患者可反复发作。有时还可以继发感染或伴发高血压等。

实验室检查：白细胞总数、嗜酸性粒细胞数增加，出血时间、凝血时间和血小板数常无异常改变，尿蛋白阳性，部分患者尿卟啉阳性。

三、组织病理

表皮轻度水肿，可见表皮内水疱或表皮下水疱；真皮明显水肿，毛细血管扩张或破裂，红细胞溢出或出血，管周炎症细胞明显浸润，胶原纤维肿胀；严重者可见坏死或溃疡。

四、诊断与鉴别诊断

根据发病前有服食过多的或接触有关的植物和强烈日光曝晒史，有水肿、瘀斑，好发于暴露部位，夏季多见，女多于男，有自觉症状和全身症状等即可确诊。

本病应与下列皮肤病进行鉴别。

1. 日晒伤

为正常皮肤过度曝晒后数小时至十余小时后暴露部位皮肤出现鲜红色斑，于日晒后第2日最严重。1周后即恢复。

2. 接触性皮炎

有明显的接触史，发病与日晒、季节及性别均无关。皮疹多局限于接触部分，避免接触后可很快痊愈。

3. 烟酸缺乏症

常见病因为饮酒、慢性腹泻等。本病的皮损也位于日光曝晒处。另外，还有胃肠道症状和神经精神症状，不难区别。

4. 漆树皮炎

皮损不仅仅局限于光暴露部位，还可累及其他部位。自觉瘙痒。病程可持续1周以上。而植物—日光性皮炎仅限于日光暴露部位，病程较短，通常在48小时内出现疼痛和潮红、瘀斑。

五、预防与治疗

避免服用和接触光感性的植物和药物，同时尽可能避免强烈日光曝晒。

轻者补充 B 族维生素、维生素 C 和烟酸等，重者可及时、足量应用糖皮质激素。局部治疗同急性皮炎或湿疹的处理原则。

（赵小霞）

第五节　慢性光化性皮炎

慢性光化性皮炎是一组以慢性光敏感为特征的病谱性疾病，包括持久性光反应（PLR）、光敏性湿疹（PE）、光敏性皮炎（PD）、光线性类网织细胞增生症（AR），病谱的两端分别是 PD 和 AR。以上疾病无论在临床表现和组织病理上均有一定相似性，它们是同一疾病的不同临床表现或病程中的不同阶段。Hawk 等认为，PD、PE、AR 及 PLR 系一综合征（PD/AR 综合征）的不同表现，1990 年，Norris 等将其命名为慢性光化性皮炎（CAD），并在国内外普遍采用。

一、病因与发病机制

本病的致病光谱包括 UVA、UVB 和可见光。病因至今未明，临床表现、组织病理及免疫组化结果均提示本病为迟发性变态反应。

作为变应原的光敏物质常见的有某些植物成分、香料及光敏性药物。国外的研究发现，慢性光化性皮炎最常见的变应原是菊科植物提取物、芳香剂及杀虫剂等，但杀虫剂与慢性光化性皮炎之间的关系还需要进一步证实。国内王丽英等分析了 2002～2003 年 56 例慢性光化性皮炎患者的光斑贴和斑贴试验结果，并以多形性日光疹和慢性湿疹为对照，发现慢性光化性皮炎变应原的阳性率依次是芳香混合物、秘鲁香脂、对苯二胺、氯化钴和硫酸镍，而在接触性皮炎和湿疹的男性患者中以重铬酸钾、氯化钴、硫酸镍、芳香混合物等阳性率较高。

光线诱发的内源性抗原的产生有以下几种假说：①紫外线辐射导致皮肤细胞的 DNA 结构改变，从而具有抗原性；②持续存在于皮肤内的外源性变应原或光变应原与人体白蛋白结合促使其组氨酸氧化，使具有弱抗原性；③由于体内代谢异常等原因，色氨酸代谢产物犬尿喹啉酸的生成增多，犬尿喹啉酸是一种内源性光变应原。

光敏物质是主要的发病因素，在 UVA 或 UVB 照射后形成短暂的光接触性皮炎，可能少量原发性光敏物质反复刺激，使机体形成对光持久敏感，从而引起发病。当发展成 CAD 时，仅 UVB 的照射即可使机体载体蛋白结构发生变化，成为内源性抗原，不再需要外源性光化学物质的存在。由于伴随慢性炎症的反应及淋巴细胞不断从血管内外渗到炎症处，使新抗原的抗原性不断产生，通过持续刺激免疫系统而引起迟发性超敏反应。

另外，细胞凋亡对维持细胞的自身稳定和免疫系统的正常功能有密切关系。研究显示，细胞凋亡蛋白的异常表达可能与 CAD 的发病有关，尚待进一步研究。

变应原的持续存在是慢性光化性皮炎患者反复发作的一个重要原因，它们可刺激机体 T 细胞持续增殖，病情反复发作，并呈慢性进行性进展。

近年来，国内外对本病的病因和发病机制的研究取得了重要进展。发病机制复杂，紫外线和致敏物是发病的两大重要因素，免疫系统及免疫机制在其发生发展中起重要作用。CAD的发生可能与光敏物质的持续存在、免疫调节功能紊乱、色氨酸代谢障碍、过敏体质、细胞敏感性增高、皮肤组织中产生过多的自由基和皮肤成纤维细胞对 UV 的易感性增强有关。

二、临床表现

本病好发于室外工作者，男性多见，约占 90%，大多在 50～70 岁，50 岁以下少见。约 75% 的病例伴有接触性和光接触性皮炎，且可在光敏感性发生之前出现；约 15% 的患者有湿疹史。皮损好发于面、颈、手背、前臂伸侧等暴露部位，严重者可累及非暴露部位，男性秃发患者头顶部头发稀疏区也是常见部位。皮损的性质呈皮炎湿疹样，急性期表现为暴露部位弥漫性、水肿性红斑，可有散在的丘疱疹和轻度渗出（PD 相）。慢性期为暗红色、苔藓样、绿豆至黄豆大小、扁平肥厚的丘疹，常散布于一处，或增大集聚成数厘米大的斑块，边界清楚了，表面无鳞屑和渗出，搔抓后可呈苔藓样变和表皮剥蚀。部分患者由于前额或乳突部有结节样损害，面部呈狮面状。严重者可发展成类似淋巴瘤的皮损（AR 相）。病程中，部分患者眉毛和头发可残缺或脱落，色素沉着或色素减退区域偶可见，极少数病例可发展为红皮病。

本病发病初期，春、夏季加剧，但病程较长后，一般无明显季节性。患者常难以提供明确的致敏原。慢性光化性皮炎为一慢性持久性疾病，反复发作，终年不愈。但随着病程的延长，相当比例的患者光敏性可逐渐消退，预后较好。国外 Dawe 通过随访发现，病程在 10 年以上的患者约 22% 病情可逐渐自然缓解，15 年后 45% 的患者皮损痊愈。极少数患者可演变为皮肤 T 细胞淋巴瘤。

HIV 可并发 CAD，若患者 CAD 发病年龄低于平均发病年龄，皮疹常累及非曝光部位，CD4 细胞计数 $<50/\mu L$ 时，可提示 CAD 可能是 HIV 感染的早期表现。

实验室检查：①光生物剂量测定，患者对 UVB 异常敏感，部分患者对 UVA 甚或可见光敏感；②光贴斑试验，部分患者对某些接触性光敏物和可疑光敏性药物呈阳性反应。

三、组织病理

皮肤组织病理变化无特异性，类似于皮炎湿疹的改变。早期为表皮角化不全、海绵形成、棘层轻度增厚，表皮嵴增宽、伸长；真皮血管周围有以淋巴细胞为主的浸润，并可侵入表皮层，有时也可出现少量浆细胞和嗜酸性粒细胞。晚期改变类似于皮肤 T 细胞淋巴瘤或假性淋巴瘤样改变，真皮血管周围有淋巴细胞、组织细胞、嗜酸性粒细胞和肥大细胞浸润，范围广、数量多，灶性分布或密集成片，并可出现不典型淋巴细胞及 Sezary 样细胞。免疫组化提示浸润的细胞中 CD4$^+$ 和 CD8$^+$ 细胞的比例并不完全一致，但以 CD8$^+$ 细胞为主。

四、诊断与鉴别诊断

本病的诊断标准包括以下 3 条：①持久性皮炎或湿疹样皮损，可伴浸润性丘疹和斑块，皮疹主要累及曝光区，也可扩展至非曝光区，偶呈红皮病；②覆盖区皮肤进行最小红斑量测定，患者对 UVB 异常敏感，也常对 UVA 甚或可见光敏感，光激发试验和光斑贴试验可阳性；③组织病理无特异性，类似慢性湿疹和（或）假性淋巴瘤。

1992 年，上海华山医院针对我国慢性光化性皮炎患者的发病情况，提出了比较实用的临床诊断标准：①光暴露部位出现皮炎湿疹样损害和（或）浸润性丘疹、斑块，偶呈红皮病；②皮损持续 3 个月以上，反复发作，逐渐加重；③好发于中老年男性。同时满足上述 3 个条件者，经过长期随访和光生物学试验的验证，95% 的患者符合慢性光化性皮炎的诊断。因此，如果没有条件进行光生物学试验和组织病理检查，可考虑依据以上 3 条进行判断。

本病需与下列疾病鉴别。

1. 一般皮炎湿疹类疾病

无明确光敏史，皮损对称分布，可以泛发或以接触部位为主，光生物剂量测定对紫外线无异常反应。

2. 暂时性光反应

主要是指外源性光敏性接触性皮炎和光敏性药疹等疾病，这些患者在避免接触相关光致敏物后的 1~2 周内仍有光敏反应，之后大多患者能好转痊愈，不存在持久性光反应。实验室检查：光生物剂量测定对 UVA 暂时性异常敏感，UVB 正常，光斑贴试验阳性。

3. 多形性日光疹

疾病呈急性间歇性发作，有较明确的光敏史和季节性，中青年女性多见，皮疹形态较多。光生物剂量测定一般都在正常范围，少数可对 UVB 和（或）UVA 敏感。

4. 皮肤 T 细胞淋巴瘤

部分患者的临床表现和组织病理与严重慢性光化性皮炎较为相似，但前者光生物剂量测定在正常范围，浸润的淋巴细胞以 CD4[+] 为主，后者以 CD8[+] 为主。

五、治疗

严格避光，严重光敏者需将荧光灯管改为白炽灯照明。通过斑贴试验和光斑贴试验检测致敏原，并尽可能避免接触包含致敏原的用品和药物。外出时使用宽谱遮光剂、戴宽沿帽、穿长袖衣等。

口服大剂量烟酰胺（每日 1.2~1.5 g）、羟氯喹（0.2 g，每日 2 次，连服 6~8 周，控制后量减半 0.1 g，每日 2 次，维持 6~8 周），辅以抗组胺药和 B 族维生素，有一定疗效。急性加剧期，可加用小剂量糖皮质激素（泼尼松 20~30 mg/d）或雷公藤制剂（20 mg，每日 3 次）控制病情。严重病例可选用沙利度胺，每日 150~300 mg，病情控制后逐渐减量维持。酌情考虑使用免疫抑制剂硫唑嘌呤（每日 100~150 mg）。对反复发作患者也可联合使用羟氯喹与糖皮质激素或硫唑嘌呤，可增加疗效。对上述治疗无效者可试用环孢素 A，但停药后仍易复发，而且治疗过程中需要监测血药浓度，以尽量避免不良反应的发生。β 胡萝卜素治疗本病一般无效。

局部治疗：一般使用糖皮质激素制剂。有些学者建议，在 PUVA 照射后立即外用强效糖皮质激素，疗效较好。另外，外用他克莫司软膏也有一定疗效。

（钱佳丽）

第六节　鸡眼与胼胝

鸡眼和胼胝均系长期压迫和摩擦诱发的角质层增厚。

一、病因与发病机制

二者均与长期机械刺激（如压迫和摩擦）引起的角质层过度增生有关。

二、临床表现

1. 鸡眼

本病好发于成人，女性多见。常累及足跖前中部、小趾外侧或踇趾内侧缘，也可见于趾背及足跟。皮损为边界清楚的淡黄色或深黄色圆锥形角质栓，其尖端嵌入皮内，如黄豆大小，表面光滑，与皮面平或稍隆起。因角质栓尖端压迫真皮层内末梢神经，站立或行走受压时自觉剧痛。

2. 胼胝

好发于掌跖受压迫和摩擦处，表现为黄色或蜡黄色增厚的角质性斑块，扁平或稍隆起，中央较厚边缘薄，质地坚实，边界不清，表面光滑且皮纹清晰。局部汗液分泌减少、感觉迟钝，多无自觉症状，严重者偶有疼痛。

三、诊断与鉴别诊断

根据好发部位和典型皮损易于诊断。有时需与跖疣进行鉴别，跖疣表面皮纹消失，常多发，不限于受压或摩擦部位，除去角质层可见棘状疣体，两侧挤压痛明显。

四、预防与治疗

去除诱因，尽量避免摩擦和挤压。鞋应适足，足若有畸形应矫正。

1. 鸡眼

可外用鸡眼膏、50%水杨酸软膏，但应保护周围正常皮肤，也可将鸡眼手术切除。此外，冷冻、激光等方法可适当选用。

2. 胼胝

具有一定保护作用，一般无须治疗，减少摩擦多能缓解。较厚皮损可先用热水浸泡再用刀削除，也可外用角质剥脱剂如硫磺水杨酸软膏、维A酸软膏。

（钱佳丽）

第七节　压疮

压疮是由于患者身体局部长期受压，影响血液循环，导致皮肤和皮下组织营养缺乏而引起的组织坏死。

一、病因与发病机制

昏迷、瘫痪等患者长期卧床且体位固定不变，致身体局部长期受压；或是使用石膏、夹板和绷带时，衬垫不当，松紧不适宜，使局部长期受压。

二、临床表现

压疮好发于受压的骨突部位，如骶尾骨、坐骨结节、股骨粗隆、足外踝及足跟等。受压后局部皮肤呈苍白、灰白或青红色，轻度水肿，边界清楚，自觉有麻木或触痛感，去除压力后可慢慢好转。如病情发展，表皮呈紫黑色，可出现水疱，破溃后形成溃疡。如不及时处理，溃疡可逐渐加深至肌肉、骨或关节。表面可形成坏疽。继发感染可引起败血症。

三、诊断

根据好发部位和典型皮损易于诊断。

四、预防与治疗

压疮是长期卧床者的一种常见并发症，如护理得当，可以避免。应定时翻身，避免相同部位持续受压。经常按摩受压部位。

一旦发生压疮，应避免再次受压，促进局部血液循环，加强创面处理，预防感染。压疮初期时，局部可热敷或用50%乙醇涂擦，也可以用2%碘酊涂抹。注意防止皮肤干燥，可涂适量甘油或液体石蜡。小溃疡可外用0.5%的硝酸银溶液湿敷，大溃疡必要时需行外科清创术。辅助性治疗如超声波、紫外线、高压氧、生长因子、角质形成细胞移植等的疗效仍有待进一步研究。

（施　蕾）

第八节　手足皲裂

手足皲裂是指由各种原因引起的手足部皮肤干裂，既可以是一种独立的疾病，也可以是某些皮肤病的伴随症状。

一、病因与发病机制

由于掌跖部位皮肤角质层较厚且缺乏皮脂腺，皮肤容易干燥。加上各种因素影响，如摩擦、外伤、酸、碱、某些皮肤病等，使角质层变硬变脆，局部皮肤牵拉超过正常延伸限度时即可发病。

二、临床表现

好发于冬季。多累及成年手工劳动者的掌跖或经常受摩擦、牵拉的部位。皮损多沿皮纹方向发生。根据裂隙深浅程度可分为3度：一度仅达表皮，无出血、疼痛等症状；二度达真皮浅层而觉轻度疼痛，但不引起出血；三度由表皮深入真皮、皮下组织，常引起出血和疼痛。

三、诊断

根据典型临床表现易于诊断。

四、预防与治疗

冬天应注意保暖，干燥气候应外涂有滋润作用的油脂保护皮肤，尽量减少局部摩擦，同时避免物理、化学刺激。积极治疗湿疹、手足癣等基础疾病。

可外用 10% ~ 20% 尿素霜、水杨酸或维 A 酸软膏；严重者先用热水浸泡患处，再用刀片将增厚的角质层削薄，然后用药。

（施 蕾）

第九章

大疱及疱疹性皮肤病

第一节　天疱疮

一、概述

天疱疮是一组累及皮肤和黏膜的自身免疫性表皮内大疱性疾病。其共同特征有：①临床为薄壁、松弛易破的大疱；②组织病理为棘层松解所致的表皮内水疱；③免疫病理显示表皮细胞间 IgG、IgA、IgM 或 C3 呈网状沉积；④血清中存在有致病性的自身抗体。

天疱疮是表皮细胞间抗体介导的自身免疫性大疱性皮肤病。临床分为 4 型，各型天疱疮患者血液循环中均存在针对正常皮肤上皮结构蛋白的特异性天疱疮抗体，且抗体滴度与病情的活动程度平行。天疱疮抗体与角质形成细胞结合后，使细胞释放纤维蛋白酶原激活物，引起纤维蛋白酶系统活化，从而导致细胞间黏合物质降解，引起表皮棘层细胞松解。天疱疮抗原是桥粒的糖蛋白成分，寻常型天疱疮的抗原为桥粒芯糖蛋白Ⅲ（分子质量 130 kD）和桥斑珠蛋白（85 kD）。落叶型天疱疮抗原为桥粒芯糖蛋白Ⅰ（分子质量为 160 kD）。桥粒芯糖蛋白是桥粒的组成成分，是一种表皮细胞间黏合分子，天疱疮患者大疱的产生是由于血清抗体与桥粒芯糖蛋白结合的结果。

二、临床表现

天疱疮基本损害为薄壁、松弛的浆液性大疱，大多在外观正常皮肤黏膜上出现。发病年龄以 40~60 岁居多，损害可见于皮肤黏膜的任何部位。常有口腔黏膜的损害，通常口腔黏膜损害出现在皮肤受累之前，口腔内水疱破裂形成慢性、疼痛性糜烂面。病情发展较为迅速，严重时皮损泛发全身，压迫疱顶水疱向周围扩展，即尼科利斯基（Nikolsky）征阳性，水疱破裂后留下糜烂面及结痂，糜烂面上体液的大量丢失，使患者出现低蛋白血症及水、电解质紊乱等一系列问题，最终可能因严重的感染而死亡。天疱疮临床可分为寻常型、落叶型和副肿瘤型 3 类，寻常型又包括增殖型和药物诱导型等变异型，落叶型又包括红斑型、巴西天疱疮和药物诱导型。

1. 寻常型天疱疮

寻常型天疱疮是最常见且较严重的一型，好发于中年人，儿童罕见。常发于口腔、胸、背、头颈部，严重者可泛发全身。约 60% 的患者初发损害在口腔黏膜，表现为水疱和糜烂，

4~6 个月后发生皮肤损害，表现为外观正常的皮肤发生水疱或大疱，或在红斑的基础上出现浆液性大疱，疱壁薄，尼科利斯基征阳性。大疱松弛易破，形成糜烂面，渗液较多，部分可结痂，若继发感染则伴有难闻臭味。如不及时给予有效的治疗，皮损不断扩展，大量体液丢失，可发生低蛋白血症，并发感染、败血症而危及生命。

2. 增殖型天疱疮

增殖型天疱疮是寻常型天疱疮的良性型，较少见，分为轻型（Hallopeau 型）和重型（Neumann 型）。患者一般是免疫力较强的年轻人。皮损好发于腋窝、乳房下、腹股沟、外阴、肛门周围、鼻唇沟及四肢等部位。损害最初为薄壁的水疱，尼科利斯基征阳性。破溃后在糜烂面上渐渐出现乳头状的增殖性损害，边缘常有新生水疱，使损害面积逐渐扩大。皱褶部位温暖潮湿，易继发细菌及念珠菌感染，常有臭味。陈旧的损害表面略干燥，呈乳头瘤状。病程慢性，预后较好。

3. 落叶型天疱疮

好发于中老年男性，皮损开始主要发生在头、面及胸、背上部，口腔黏膜受累少见。水疱常发生于红斑的基础上，尼科利斯基征阳性。其与寻常型天疱疮相比，病情较轻。黏膜受累罕见而轻微，疱壁更薄，更易破裂，在浅表的糜烂面上覆有黄褐色，油腻性疏松的叶片状表皮剥脱、结痂和鳞屑，如落叶状。由于痂下分泌物被细菌分解而产生臭味。病情缓慢发展，渐累及全身。患者也可因衰竭或继发感染而死亡。

4. 红斑型天疱疮

红斑型天疱疮是落叶型天疱疮的良性型。皮损主要发生于头皮、面及胸、背上部，下肢和黏膜很少累及。早期局部损害类似红斑狼疮的蝶形红斑，水疱常不明显，轻度渗出，上覆鳞屑和结痂，胸背部红斑上可出现散在大小不等的浅表性水疱，壁薄易破，结痂，尼科利斯基征阳性。一般无黏膜损害。病情发展缓慢，水疱反复发作。偶可发展至全身转化成落叶型天疱疮。本型日晒后可加重。

三、诊断

1. 临床表现

发生于 30~50 岁中青年，好发于口腔黏膜糜烂，且长期不愈合的病例要提高警惕。当出现皮肤松弛性水疱和糜烂时，尼科利斯基征阳性对诊断很有帮助。

2. 组织病理

天疱疮基本病理变化是棘层松解、表皮内裂隙和水疱，疱腔内有棘层松解细胞（Tzanck cell），这种细胞较正常棘细胞大、圆形、核大而深染、疱浆均匀而呈嗜碱性。不同类型天疱疮棘层松解的部位不同。寻常型天疱疮的水疱位于基底层上方，疱底有一层"墓碑状"的基底细胞。增殖型天疱疮的棘层松解部位与寻常型相同，但晚期病变有明显的棘层肥厚和乳头瘤样或疣状增生。落叶型和红斑型天疱疮的水疱位于棘层上部或颗粒层，颗粒层内可见角化不良细胞。

3. 免疫病理

显示 IgG、IgA、IgM 或 C3 在棘细胞间隙内呈网状沉积。寻常型天疱疮主要沉积在棘层中下方，落叶型天疱疮主要沉积在棘层上方甚至颗粒层。间接免疫荧光检查显示，70%~90% 的患者血清中存在天疱疮抗体，药物诱导型阳性率稍偏低。

四、鉴别诊断

1. 大疱性类天疱疮

该病多发于中老年人。基本损害为疱壁紧张性水疱或大疱，不易破裂，尼科利斯基征阴性，黏膜损害少。组织病理为表皮下大疱，免疫病理检查见皮肤基膜带 IgG 和（或）C3 呈线状沉积。

2. 疱疹样皮炎

中青年发病，大多伴有谷胶敏感性肠病，皮损以水疱为主的多形性损害，瘙痒剧烈，尼科利斯基征阴性。组织病理为表皮下水疱，真皮乳头有中性粒细胞微脓肿，免疫荧光检查可见真皮乳头及基膜带 IgA 呈颗粒状沉积。

3. 线状 IgA 大疱性皮肤病

该病好发于儿童和青少年，皮损为紧张性大疱，呈特征性的"串珠样"排列，尼科利斯基征阴性，组织病理为表皮下水疱，免疫荧光显示基膜带 IgA 呈线状沉积。

4. 瘢痕性类天疱疮

本病好发于老年人，有皮肤黏膜（尤其是眼结合膜）反复起水疱或大疱、愈后遗留萎缩性瘢痕等特点。组织病理为表皮下水疱，表皮内无棘层松解现象，直接免疫荧光显示基底膜带 IgG、C3 呈线状沉积，免疫电镜显示其主要沉积在透明板下部近致密板处。

5. 中毒性表皮坏死松解症

本病发生前多有明确的用药史，表现为表皮大片剥脱、萎缩、坏死，呈棕红色烫伤样外观，尼科利斯基征阳性，表皮剥脱后形成大片鲜红色糜烂面，常伴严重的内脏损害。

6. 多形红斑

本病以集簇或散在型水疱、大疱或血疱为主要皮损，常有黏膜损害，可伴显著全身中毒症状。组织病理可见角质形成细胞坏死，基底细胞液化变性，表皮下水疱形成。

7. 大疱性接触性皮炎

本病有明显的刺激物接触史，瘙痒显著，可引起水疱、大疱、脓疱，多无全身症状。组织病理表现为细胞间及细胞内水肿、海绵形成，甚至表皮内水疱形成，疱内无棘层松解细胞。

8. 口腔损害鉴别

口腔损害需与阿弗他口腔炎和扁平苔藓进行鉴别，糜烂面涂片和活检可协助诊断。

五、治疗

1. 治疗原则

早诊断，早治疗，规律服药，长期随访。

2. 全身用药

（1）糖皮质激素：为治疗天疱疮的首选药物，常用泼尼松，用量视皮损范围及病变严重程度而定。起始用量要足够，对皮损小于体表面积 10% 的患者或损害仅限于口腔黏膜的患者，首剂量以每日 30～40 mg 为宜；皮损占体表面积 30% 的患者，以每日 60 mg 为宜；占 50% 以上重症病例，则以每日 80 mg 为宜。用药 2～5 日后根据有无新水疱出现、糜烂面是否干燥、尼科利斯基征是否转阴以及天疱疮抗体滴度下降情况来判断用药是否达到足量。如疗效不好，则应酌情增加剂量，应按原剂量的 40%～50% 增加，待皮损控制 2 周后开始减量，起初每 2～3 周减 1 次，以后可 3～6 周减 1 次，减至维持量持续 2～3 年或更长。首次可减原量的 1/4～1/3，以后每次减当前用量的 1/10～1/6，维持量一般为每日 5～15 mg；突然停药或减药过快常导致复发。

（2）免疫抑制剂：在特殊情况下可选择免疫抑制剂。①有糖尿病或对使用糖皮质激素有禁忌的患者；②重症天疱疮，单用糖皮质激素不能控制症状时；③为了减少糖皮质激素用量，可单独或合并使用免疫抑制剂，如甲氨蝶呤（10～20 mg 肌内注射，每周 1 次），环磷酰胺（200 mg 静脉滴注，隔日 1 次或 600 mg 静脉滴注，每周 1 次），环孢素 A［4～5 mg/（kg·d），口服］，雷公藤多苷（20 mg 口服，每日 3 次）等。使用免疫抑制剂应注意定期检查肝肾功能、血常规等变化，若有异常应调整剂量或暂停使用；可根据病情随时调整用药剂量。

（3）糖皮质激素冲击治疗：对糖皮质激素和免疫抑制剂治疗反应不好的患者，可考虑采用糖皮质激素冲击疗法，如甲基泼尼龙每日 500 mg 或地塞米松每日 100 mg 静脉滴注，连续 3～5 日。

（4）全身支持疗法：对糖皮质激素和免疫抑制剂治疗反应不好者也可采用大剂量丙种球蛋白静脉滴注和血浆置换疗法。

（5）抗感染治疗：天疱疮并发细菌感染者常见，由于长期应用糖皮质激素，并发真菌感染也多见，是天疱疮死亡的原因之一，应及时选用有效的抗生素或抗真菌药。

3. 局部治疗

由于治疗所用的皮质激素量较大，在治疗过程中应加强皮肤护理，防止继发感染。对皮损广泛者采取暴露疗法，用 1∶5 000 高锰酸钾溶液、0.1% 依沙吖啶溶液或 0.5% 小檗碱（黄连素）液清洁创面，继发感染者选用有效的抗生素软膏，如莫匹罗星软膏；红斑或无明显感染处可外用卤米松软膏等糖皮质激素制剂；顽固不消退的局限性损害可局部或皮损内注射糖皮质激素；加强口腔护理，防止继发感染。

（褚　丹）

第二节　大疱性类天疱疮

一、概述

大疱性类天疱疮是一种好发于老年人的慢性、瘙痒性大疱性皮肤病，主要特点是皮肤发生厚壁的紧张性水疱、大疱，组织病理为表皮下大疱，基膜带有免疫球蛋白和补体沉积。

由于患者血清和皮肤组织中存在抗基底膜带的抗体，因此，该病是一种自身免疫性疾病。大疱性类天疱疮抗原（BPAG）有两个：一是 BPAG1，为细胞内蛋白，是构成半桥粒的主要成分，分子质量为 230 kD；二是 BPAG2，是一个跨膜蛋白，分子质量为 180 kD，氨基端位于基底细胞内半桥粒附着斑处，羧基端位于基底细胞外的透明板内。BP 抗原与血清抗体结合导致基膜在透明板部位的分离，临床上出现表皮下疱。

二、临床表现

本病好发于 50 岁以上中老年人，儿童也可发病；无性别差异。好发于胸腹、腋下、腹股沟及四肢屈侧。基本损害为在正常皮肤或红斑基础上发生浆液性水疱或大疱，疱壁厚而紧张，疱壁不易破裂，疱液初期澄清，后变浑浊，有时为血疱，尼科利斯基征阴性。水疱破溃后成为糜烂面，上附结痂，较易愈合。早期皮损可仅表现为水肿性的红斑而没有水疱，8%~39% 的患者有口腔黏膜的损害，表现为口腔上颚黏膜、颊黏膜等的水疱或糜烂面，但比天疱疮的口腔损害轻。患者自觉瘙痒。病程缓慢，反复发作，无瘢痕形成，预后较天疱疮好。

大疱性类天疱疮可有多种表现形式：①局限型，水疱可局限于某些部位，以小腿伸侧多见，可自行消退，该型多见于中老年妇女；②多形性，皮损可表现为多形性，有红斑、丘疹、丘疱疹、水疱或大疱，常伴明显瘙痒，四肢、躯干均可发生；③小水疱型，皮损可类似疱疹样皮炎，小水疱呈簇集性分布，疱壁紧张；④结节痒疹型，即水疱可在角化过度的结节和斑块上发生；⑤瘢痕性类天疱疮。

三、诊断

1. 发病年龄

好发于中老年人，80% 以上患者的发病年龄在 50 岁以上，其次则是幼童。

2. 典型皮损

在正常皮肤或红斑基础上出现张力性水疱，尼科利斯基征阴性，口腔黏膜损害程度较轻，愈合快；瘙痒症状较常见。

3. 组织病理

可见表皮下水疱，疱顶表皮大致正常，水疱内含嗜酸性粒细胞、中性粒细胞，疱底真皮乳头呈指状突入腔内。

4. 免疫病理

直接免疫荧光检查，在基底膜带可见免疫球蛋白和补体呈线状沉积，主要为 IgG 和 C3，其次是 IgM、IgA、IgE 和 IgD，IgG 沉积在盐裂皮肤的表皮侧。

5. 血清中的抗体

患者血清中可有循环抗表皮基膜带抗体，主要是 IgG，其次有 IgM 和 IgA；血清抗体滴度与病情活动性之间无平行关系。

四、鉴别诊断

1. 获得性大疱性表皮松解症（EBA）

EBA 与大疱性类天疱疮的共同之处是成年人多见，为紧张性水疱、大疱；其病理为表皮下水疱；免疫病理为基底膜带可见 IgG 和（或）C3 呈带状沉积。鉴别要点：①发病部位，大疱性类天疱疮好发于四肢屈侧，而 EBA 好发于易受摩擦和外伤的肢端及肘、膝等关节伸侧；②组织病理，大疱性类天疱疮的浸润细胞以嗜酸性粒细胞为主，而获得性大疱性表皮松解症以中性粒细胞为主；③以"盐裂皮肤"做免疫荧光检测，大疱性类天疱疮荧光染色在盐裂皮肤的表皮侧，而获得性大疱性表皮松解症的荧光染色在盐裂皮肤的真皮侧。

2. 天疱疮

皮损为松弛性水疱、大疱，尼科利斯基征阳性，常伴黏膜损害，水疱基底涂片可见棘刺松解细胞；组织病理显示表皮内水疱，有棘层松解；直接免疫荧光检查示表皮细胞间 IgG 和 C3 沉积；间接免疫荧光检查示血清中存在高滴度天疱疮抗体；容易与大疱性类天疱疮鉴别。

3. 线性 IgA 大疱病

本病儿童或成人发病；水疱为张力性，呈串珠状排列，尼科利斯基征阴性；直接免疫荧光检查示基底膜带有 IgA 呈线状沉积，而大疱性类天疱疮则是 IgG 和 C3 在基底膜带沉积。

4. 多形红斑

本病好发于儿童和青年人，皮损为多形性，可见典型的"虹膜样"损害，免疫荧光显示真皮浅层小血管壁 IgM 和 C3 沉积，无 IgG 在基底膜带沉积。

5. 疱疹样皮炎

本病少见，主要发生于中青年；以水疱为主的多形性损害，常簇集成群或呈环形排列，疱壁紧张，尼科利斯基征阴性，瘙痒剧烈；组织病理示表皮下水疱及中性粒细胞为主的细胞浸润；免疫病理示真皮乳头有颗粒状 IgA、C3 沉积；多数患者伴有谷胶过敏性肠病。

五、治疗

1. 治疗原则

早诊断，早治疗。治疗越及时，皮损控制越快，预后越好。

2. 全身用药

（1）糖皮质激素：此为首选药物，常采用泼尼松，用量视皮损范围及病变严重程度而定。对皮损小于体表面积10%的患者，初始剂量一般为每日30 mg；对皮损占体表面积30%的患者，为每日40～50 mg；对皮损超过体表面积50%的患者，则需每日60～80 mg。病情控制后逐渐减量维持，在减药过程中应密切观察病情变化，一旦有新出疹，则应暂停减药。维持量因人而异，一般为每日5～15 mg。

（2）免疫抑制剂：对重症患者当使用了大剂量皮质激素仍不能控制病情，可合并使用免疫抑制剂如甲氨蝶呤10～20 mg，肌内注射，每周1次；环磷酰胺1.5～2 mg/（kg·d），硫唑嘌呤1.5～2 mg/（kg·d），环孢素 A 4～5 mg/（kg·d），雷公藤多苷20 mg，每日3次口服等。

（3）其他：对患有糖尿病、结核等不能使用糖皮质激素的患者，可口服氨苯砜，每日50～150 mg；四环素500 mg，每日4次；米诺霉素100 mg，每日2次；烟酰胺200 mg，每日3次，对部分患者有效。

3. 支持治疗

由于患者大多年迈，应注意加强营养，保持水、电解质平衡。在治疗期间应注意糖皮质激素的不良反应及并发症。

4. 局部治疗

注意创面清洁，糜烂面可用1：5 000高锰酸钾溶液湿敷；局限性类天疱疮可外用糖皮质激素制剂。

（褚　丹）

第三节 疱疹样天疱疮

一、概述

疱疹样天疱疮临床上较少见。该病被认为是天疱疮的变异，其独特性在于显示与疱疹样皮炎相似的临床特征，具有不同的组织病理模式，可见表皮内和角质层下微脓肿，嗜酸性粒细胞性海绵水肿、浅表水疱，常有少量棘层松解细胞。临床表现多变，常有环状或回状水疱脓疱性损害。

二、临床表现

（1）本病多见于中老年人，男女发病率相等。

（2）好发部位是胸、腹、背部及其四肢近端。

（3）常见皮损为散发的片状红斑，呈环状或回状，边缘稍隆起，表面分布绿豆或更大的水疱，虽然也是表皮内疱，但疱壁较紧张，疱液清亮，尼科利斯基征阴性。

（4）口腔黏膜少有受累。

（5）病程反复，瘙痒剧烈，其表现类似于不典型的疱疹样皮炎。

（6）病程缓慢，反复发作，预后较好，多数病例能用药物长期控制，少数转变成寻常型天疱疮或红斑性天疱疮。

三、诊断

1. 临床表现

好发于中老年人，临床上类似疱疹样皮炎或天疱疮，为环形或多环形红斑，其上分布绿豆或更大的水疱，尼科利斯基征阴性。

2. 组织病理

表皮棘层中部有水疱形成，其周围有海绵形成，可见嗜酸性粒细胞浸润，甚至形成嗜酸性粒细胞小脓肿。常有少量棘层松解细胞，这种细胞胞体大、呈球形，胞核大而深染，胞质均匀而嗜碱性。

3. 免疫病理

直接免疫荧光检查可见表皮细胞间有 IgG 或 C3 沉积；间接免疫荧光检查可见血清中有循环抗角质形成细胞表面抗体 IgG，靶抗原大多是桥粒芯糖蛋白 1（Dsg_1），少数是桥粒芯糖蛋白 3（Dsg_3）。

四、鉴别诊断

本病诊断主要通过病理检查与以下疾病鉴别。

1. 红斑型天疱疮

本型天疱疮水疱位于颗粒层或棘层上部，无表皮内和角质层下微脓肿，嗜酸性细胞浸润少见。

2. 大疱性类天疱疮

该病多发于中老年人，基本损害为疱壁紧张性大疱，不易破裂，尼科利斯基征阴性，黏膜损害少。组织病理为表皮下大疱。免疫病理检查可见基膜带 IgG 和（或）C3 呈线性沉积。

3. 疱疹样皮炎

基本损害为环形红斑、丘疹和水疱，尼科利斯基征阴性，瘙痒剧烈。有谷胶过敏性肠病。水疱在表皮下，真皮乳头有中性粒细胞微脓肿，IgA 和 C3 呈颗粒状沉积在真皮乳头内。

五、治疗

1. 一般治疗

给予高蛋白、高维生素的饮食，注意纠正水、电解质平衡，注意创面感染。

2. 系统药物治疗

本病对氨苯砜治疗反应良好，可以单独应用，每日 100 mg；中、重症患者必要时与皮质类固醇并用，以提高疗效，泼尼松宜用较小剂量，每日 20 ~ 40 mg，氨苯砜每日100 mg。皮损控制后泼尼松要小剂量维持。

（褚　丹）

第十章

瘙痒与精神神经性皮肤病

第一节　局限性瘙痒症

局限性瘙痒症指瘙痒仅发生于身体的某一部位，如肛门、阴囊、外阴等，临床上常见。

一、肛门瘙痒症

肛门瘙痒症指发生于肛门及其周围皮肤的剧烈瘙痒。临床特征为肛周苔藓化及抓痕而无原发皮疹、感染或赘生物。慢性患者可有明显焦虑和睡眠障碍。

1. 病因与发病机制

肛门瘙痒症可分为原发性和继发性。原发性指无明显肛肠疾病者，原因包括饮食（如过多摄入咖啡等）、不良卫生习惯以及精神性等因素（如焦虑和抑郁等）；继发性指有明确病因，包括慢性腹泻、大便失禁、痔疮、肛裂或肛瘘、直肠脱垂、直肠癌、生殖器疣、真菌、寄生虫（如蛲虫、疥虫）和细菌感染等。本病主要与接触某种致敏物或刺激物，过度清洗等对肛周皮肤的接触性刺激有关。

2. 临床表现

好发于中年男性。瘙痒常局限于肛门周围，可蔓及阴囊或臀沟两侧。轻者皮肤外观正常或有轻度红斑，重者有明显刺激表现，常呈现灰白色或淡白色浸润，皱襞肥厚。因搔抓常发生辐射状皲裂、红斑、结痂或溃疡，日久肛周皮肤增厚而呈苔藓化、色素沉着。蛲虫引起者，好发于儿童。

3. 诊断与鉴别诊断

根据无原发皮损而仅有瘙痒易于诊断。如果诊断存在疑问或治疗无效，应考虑行结肠镜检查等以排除肿瘤性瘙痒。

4. 预防与治疗

应力求查明病因，予以根治。包括停止所有刺激性的外用药物治疗，去除潜在的局部致敏物，避免过度烫洗、摩擦、搔抓，注意便后护理。

一般以局部治疗为主。外用糖皮质激素对大部分患者有效，推荐短期中弱效激素。钙调神经磷酸酶抑制剂对部分患者有效。晚间加用有镇静作用的抗组胺药物可改善睡眠。继发性患者在有效治疗潜在疾病后瘙痒可得到缓解。

二、阴囊瘙痒症

阴囊瘙痒症瘙痒发生于阴囊，常累及阴囊悬垂部位，也可累及阴茎、会阴或肛门。主要与局部皮温高、多汗、摩擦或真菌感染等有关，常因精神因素诱发、加重。多为阵发性剧痒，长期剧烈搔抓可致阴囊皮肤水肿肥厚、色素沉着、苔藓样变，可见点状糜烂、渗液、结痂等湿疹样改变或继发感染。以局部治疗为主，可外用弱效糖皮质激素制剂，以及他克莫司软膏、吡美莫司乳膏、普鲁卡因或凡士林软膏等。

三、外阴瘙痒症

外阴瘙痒症是发生于女性外阴部的瘙痒症。

1. 病因与发病机制

原发性外阴瘙痒，病因不明，也可继发于白带刺激、感染、恶性肿瘤、多种皮肤病及神经系统疾病，或由多种因素共同作用的结果。

2. 临床表现

多为成年女性，主要累及大、小阴唇，阴阜和阴蒂也可发生。绝大多数为更年期和老年妇女。瘙痒为阵发性，夜间尤甚。因不断搔抓，阴唇常有皮肤肥厚，呈灰白色浸渍，阴蒂及阴道黏膜可出现红肿、糜烂。

3. 诊断与鉴别诊断

根据无原发皮损而仅有瘙痒易于诊断，阴道分泌物检查有助于鉴别真菌性和滴虫性阴道炎性瘙痒。搔抓致大阴唇苔藓化时需与慢性单纯性苔藓鉴别。

4. 预防与治疗

治疗原则是阻断瘙痒—搔抓的恶性循环，恢复皮肤屏障，并减轻炎症。病因明确者去除病因；病因不明者主要是缓解症状，包括应用凡士林制剂或含氧化锌制剂，系统应用或外用糖皮质激素，或口服抗组胺药物。

（李双庚）

第二节　冬季瘙痒症

冬季瘙痒症是一种与冬季气候干燥有明显关系的全身性瘙痒病。

一、病因与发病机制

主要与老年人皮脂缺乏、空气干燥、过度洗浴等引起皮肤干燥有关。干燥皮肤的表面弹性和抗张能力降低，容易形成浅层小皲裂，使皮肤容易受到外界因素的刺激。

二、临床表现

瘙痒多为全身性，好发于胫前及后背，常为阵发性，往往在脱衣时诱发，夜间剧烈，影响睡眠。遇有温差剧变、空气干燥、过度洗浴、水温过高、使用碱性强的肥皂、化纤或粗硬面料的内衣、搔抓、摩擦等可诱发或加重瘙痒皮疹。表现为皮肤干燥、粗糙，有少许细小鳞屑和裂纹，可见条状表皮剥脱和血痂，严重者，由于剧烈搔抓和外界因素的刺激而发生湿疹样变和苔藓样变，可进一步加重瘙痒症状。久病者可出现精神忧郁、食欲缺乏等神经衰弱症状。

三、诊断与鉴别诊断

根据皮肤干燥、只有瘙痒而无原发损害，常见于冬季，好发于老年人，容易诊断。一旦出现继发皮损，结合病史（如开始仅有瘙痒而无皮疹）方可诊断。

四、预防与治疗

指导患者尽量避免诱发或加重瘙痒的各种因素，用温水洗浴，沐浴后外涂润肤剂，使用加湿器，穿着宽松的棉质衣物，避免烫洗、过度使用肥皂等。瘙痒严重者可应用抗组胺药、镇静催眠剂或抗焦虑药。长期不愈者应排除系统性疾病引起的瘙痒。

（李双庚）

第三节　妊娠瘙痒症

妊娠瘙痒症又称妊娠胆汁淤积，是指妊娠期间出现的皮肤瘙痒，可出现黄疸。病因和发病机制未明。一般认为与遗传、雌激素及其代谢产物、肝内胆汁淤积、碱性磷酸酶升高、直接胆红素增多有关。

妊娠瘙痒症常见于多次妊娠的妇女。多发生于妊娠期后3个月，也可发生在妊娠早期。瘙痒可为全身性或局限性，首先出现于腹部而后渐扩展至全身，常见因搔抓引起的表皮搓破。部分患者可出现黄疸，尿色深，大便呈灰白色。瘙痒可在短期内自行消失，也可持续至妊娠终止，一般分娩后（1~4周内）瘙痒消失，以后妊娠时可再发。胎儿的早产率和死胎率较高，还可伴有围生期的并发症，须注意监测。

因本病于产后可自愈，妊娠期间一般对症治疗，局部可外用止痒剂。

（李　锦）

第四节　结节性痒疹

一、概述

结节性痒疹又称结节性苔藓，是一种好发于四肢伸侧、以剧痒结节为特征、成年妇女多见的慢性炎症性皮肤病。

病因尚不清楚。患者多为过敏体质。精神刺激、昆虫（包括蚊、蠓、臭虫等）和水蛭叮咬常促使本病发生。胃肠功能紊乱及内分泌障碍也可能与本病有一定关系。有学者将本病视为局限性神经性皮炎的一种变型——不典型的结节性局限性神经性皮炎。

二、临床表现

初发常表现为风团样丘疹或丘疱疹，逐渐形成半球形结节，豌豆至蚕豆大小，顶端角化明显呈疣状外观，表面粗糙，红褐色或灰褐色，触之有坚实感，散在孤立分布，数目由几个至上百个。因长期搔抓，常发生表皮剥脱、出血及血痂，结节周围的皮肤有色素沉着及增厚，呈苔藓样改变。剧痒，尤以夜间及紧张时为甚。好发于四肢伸侧，尤以小腿伸侧为显著，严重时面、额、胸、背、腰、腹等处也可发生。有些损害可自行消退遗留色素或瘢痕，但新结节仍不时发生。病程慢性，常迁延多年。

三、诊断

（1）常伴有昆虫叮刺史。

（2）典型损害为半球形结节，顶端角化明显呈疣状；剧痒；好发于四肢伸侧，尤以小腿为多。

（3）组织病理表皮角化过度，棘层肥厚，表皮突不规则地向真皮内增生，形成假上皮瘤状，真皮内血管扩张，周围有以淋巴细胞为主的炎症细胞浸润。结节中央或边缘有增生的神经组织。

四、鉴别诊断

1. 肥厚性扁平苔藓

损害为疣状增殖的肥厚性斑块，常带紫红色或紫色，并附有细薄鳞屑，斑块的表面不平。斑块周围有散在的褐色或紫红色扁平丘疹。

2. 寻常疣

损害表面粗糙，角化明显，触之质硬，高出皮面，呈乳头样增殖，色灰白或污黄，一般无自觉症状，好发于儿童及青年。

3. 丘疹坏死性结核疹

丘疹性损害不引起剧烈瘙痒，丘疹中央坏死。逐渐痊愈而遗留萎缩瘢痕。

4. 丘疹性荨麻疹

皮损主要为梭形风团，中央有丘疹、丘疱疹或水疱，病程较短，好发于儿童。

五、治疗

1. 治疗原则

寻找并去除病因，心理疏导，镇静、止痒，预防继发损害。

2. 治疗方案

（1）寻找可能的病因，并尽力去除或避免，预防昆虫叮咬。

（2）让患者了解结节性痒疹的有关知识，消除精神紧张；尽力戒除用手或器械猛力摩擦或搔抓的习惯，减少继发损害的出现。

（3）全身治疗：根据病情选用抗组胺药及镇静催眠药。

国内有文献报道，用反应停 0.1 g，每日 2 次，有良好疗效。因其有明显的致畸作用，育龄妇女禁用。

（4）局部治疗：常用的有各种剂型的糖皮质激素和焦油类制剂，角化显著的可外贴丁苯羟酸硬膏。苯酚或 50% 三氯醋酸溶液涂于结节处，可对皮损进行腐蚀治疗，但应注意保护周围正常皮肤。

局部封闭治疗可采用 2% 苯甲醇或不同浓度的糖皮质激素皮损内注射，有较好疗效。

（5）物理治疗：皮损可行液氮冷冻、电灼、激光治疗。浅层 X 线、放射性核素 ^{32}磷、^{90}锶敷贴，均有一定疗效。

（6）中医药治疗：以清热解毒、活血化瘀为主要治疗原则，药用蜀羊朱 30 g，夜交藤 30 g，徐长卿 15 g，皂角刺 9 g，加水煎服，每日 1 剂。

（李　锦）

第十一章

色素性皮肤病

第一节　雀斑

雀斑是一种以面部褐色斑点为主要特征的色素增加性皮肤病。患者常有家族史，是常染色体显性遗传。紫外线照射可促发或使已发皮疹颜色加深。研究发现，雀斑为黑素细胞株突变引起表皮黑素增多所致。

一、诊断

1. 好发年龄

一般 5 岁左右发病，女性较为多见。

2. 好发部位

多发生于面、颈、手背等暴露部位，也可见于胸部及四肢伸侧。

3. 典型损害

皮损为直径 3~5 cm 圆形、椭圆形或不规则形黄褐色或褐色斑点，边界清晰，互不融合，常对称分布，压迫不退色，不隆起于皮面，同一患者同一时期皮疹颜色基本一致。

多数患者在夏季皮损数量增多、面积扩大、颜色加深，而冬季皮损数量则减少、面积缩小、颜色变淡，若避免日晒皮损仍不消退者称为永久性雀斑。

4. 自觉症状

无自觉症状，曝晒后偶有痒感。

5. 病程

皮损颜色及数量随年龄增大和日光照射而加深、增多，青春期后其数量一般不再增多，至老年皮损颜色可变淡或边界变得模糊而不甚明显。

6. 实验室检查

Wood 灯下可见发光不明显的色素性斑点。

色素斑活检组织病理示：表皮基底层黑素颗粒增多，多呈棒状，而黑素细胞数量并未增加，但树枝状突更加明显，多巴反应强阳性。

二、治疗

1. 一般治疗

本病皮损变化具有较为明显的季节性，夏季应避免强烈日光照射及食用光感性食物及药物，外出时暴露部位可涂搽防晒霜，避免应用含雌激素的外用药物和化妆品。

2. 全身治疗

夏季间断性服用维生素 C 0.6～1.2 g/d 和维生素 E 0.1～0.3 g/d，可减轻日光照射引起的色素加深。

3. 局部治疗

（1）脱色剂：可选用 10%～20% 过氧过氢溶液、25% 过氧过氢霜、3%～5% 熊果苷霜、20% 壬二酸霜、1% 曲酸霜、10%～20% 白降汞软膏、2% 对苯二酚单苯醚乳剂、4% 二氧化钛冷霜、3% 氢醌霜或 5% 水杨酸软膏等涂搽患处，每日 1 次或 2 次，坚持数月可有一定疗效。局部长期外用 0.025%～0.1% 迪维霜，也可使雀斑颜色变淡，但应晚间应用，晨起后洗净。

（2）腐蚀剂：可选用 30%～60% 三氯醋酸溶液、1%～2% 升汞乙醇、25% 碳酸乙醚溶液、五妙水仙膏（黄柏、五倍子、紫草等）或列德曼乐雀斑软膏等点涂患处。但此疗法应由经验丰富的医护人员操作，而且仅用于雀斑数量较少、面积较小者，涂药后避免揉擦患处。

小儿确需应用此类腐蚀剂时，除在医务人员严密看护下进行外，术后应加强护理，适当服用抗组胺药或止痛药，避免因局部药物刺激引起的不适感而搔抓和揉擦患处，影响疗效或形成瘢痕。

4. 物理治疗

（1）冷冻疗法：可选用液氮或干冰。临床常应用液氮冷冻治疗，使用液氮冷冻枪喷洒或用较细的棉签蘸液氮点涂患处，一般 2～3 个冻融，以局部轻微发红为度，避免冷冻时间过长发生水疱和色素沉着。小儿患者冷冻后应加强护理，避免搔抓、揉搓患处。

（2）激光疗法：可以选用 Q 开关。①波长 510 nm 的脉冲染料激光，能量密度 2～4 J/cm^2，脉宽 400 毫秒，光斑 3 mm；②波长 532 mm 的倍频 Nd：YAG 激光，能量密度 4～6 J/cm^2，脉宽 4～10 毫秒，光斑 2～4 mm；③波长 694 nm 的红宝石激光，能量密度 4～6 J/cm^2，脉宽 25～40 毫秒，光斑 2～4 mm；④波长 755 nm 的翠绿宝石激光，能量密度 4～8 J/cm^2，脉宽 45～100 毫秒，光斑 2～4 mm；⑤波长 1 064 nm 的 Nd：YAG 激光，能量密度 3.5～8 J/cm^2，脉宽 4～10 毫秒，光斑 2～4 mm。治疗雀斑均有较好的疗效，可很快使雀斑颜色变淡，但可复发。

此外，Photo Derm 强脉冲激光（选用 550 nm、570 nm、590 nm 的滤光片，脉宽 10～15 毫秒，能量密度 5～20 J/cm^2，光斑 3.5 cm×0.8 cm）、Quantum 强脉冲激光（又称光子嫩肤，波长 560 nm，脉宽 2.4～5 毫秒，能量密度 25～35 J/cm^2，光斑 3.5 cm×0.8 cm）、铒激光（波长 2 940 nm，能量密度 4～8 J/cm^2，光斑 3 mm）等，治疗雀斑也有较好效果，但治疗后可留暂时性色素沉着。

5. 外科疗法

面部雀斑数量较多、使用其他方法治疗效果不佳者，可采用皮肤磨削术。

6. 中医中药

（1）中成药：可选用六味地黄丸、逍遥丸或归脾丸，与维生素 C、维生素 E 合用可增强疗效。

（2）局部外用：可选用玉容散、五妙水仙膏或五白玉容散调敷或点涂患处，每日 1 次；

鲜柿树叶 30 g、紫背浮萍 15 g、苏木 10 g，水煎取汁温洗患处，每日 2 次；晶状酚 500 g、达克罗宁 10 g、樟脑 1 g，融于无水乙醇 50 mL 中，点涂患处，每日 1 次；氢氧化钠或氢氧化钾 3 g、糯米 2.6 g，蒸馏水 10 mL，浸泡 1 周后点涂患处，每日 1 次。

（3）针灸疗法：选阳陵泉、足三里、绝骨、肾俞、风池、血海等穴，每次取 2～4 穴，用平补平泻法留针15～20 分钟；或主穴取迎香、印堂或神庭、巨阙，配穴取合谷、中三里、三阴交，进针得气后施平补平泻法 3～5 分钟，然后接 G6805 电麻仪，频率采用疏密波，电量逐渐递增，每次 30 分钟，隔日 1 次。也可选用内分泌、面颊、交感、肾上腺、肺、肾等穴，每次选用 2 穴或 3 穴，采用悬针或埋针法留针15～20 分钟。

（邓德权）

第二节　黄褐斑

黄褐斑是一种以面部对称性黄褐色斑点斑片为特征的色素性皮肤病。发病可能与性激素代谢失调、慢性肝病、结核病、慢性乙醇中毒、药物等有关，日光照射、某些化妆品等可为其诱发因素。

一、诊断

1. 好发年龄

常见于中青年女性，尤其是妊娠妇女。

2. 好发部位

好发于颧部、颊部、前额、鼻背、上唇等处，多对称性分布。

3. 典型损害

皮损为淡褐色、黄褐色或暗褐色斑点斑片，同一患者颜色多较均匀，边界清楚或模糊，压迫不退色，面积大小和形状不一，常在面颧和鼻背部呈蝶形分布，具有特征性。日晒后颜色及面积可加深和扩大，偶有月经前颜色加深者。

4. 自觉症状

无自觉症状，日晒后偶有轻微瘙痒。

5. 病程

色斑呈慢性经过，冬轻夏重。

6. 实验室检查

色斑处活检组织病理示：表皮型黑素颗粒主要沉积于基底层和棘层；真皮型除表皮色素颗粒增多外，真皮浅层和深层噬黑素细胞数量也增多。

二、治疗

1. 一般治疗

寻找可能的诱发因素并去除，积极治疗原发疾病。尽量停用避孕药，改用其他避孕措施，避免服用具有光敏性的药物和食品，忌饮酒。夏季避免日光曝晒，外出时涂搽防晒霜，不使用劣质化妆品，保持心情愉快。

2. 全身治疗

可给予维生素 C 0.6~1.2 g/d、维生素 E 0.3 g/d、胱氨酸 0.3~0.6 g/d 等，分次口服。必要时维生素 C 每次 1~3 g、谷胱甘肽每次 400 mg，加入 5% 葡萄糖注射液或生理盐水 50~250 mL 中缓慢静脉推注或滴注，每周 2 次，10~20 次为 1 个疗程。

3. 局部治疗

（1）脱色剂：可选用 10%~20% 过氧过氢溶液、10%~20% 白降汞软膏、3% 过氧过氢霜、10%~20% 壬二酸霜、10% 尿素霜、5% 氢醌霜、0.05%~0.1% 维 A 酸霜、0.05% 维 A 酸溶液、5% 吲哚美辛霜、5% 维生素 E 霜等，外涂患处，每日 2 次。若外用 3%~5% 5-FU 霜剂后，再外涂以上制剂可增强疗效。

（2）化学剥脱剂：可选用 25% 三氯醋酸溶液或 95% 酚溶液，涂于色斑表面，1 周后表皮脱落后外用脱色剂，常有良好的退色效果。但涂药应由经验丰富的医护人员操作或住院治疗，并加强患处护理。

4. 物理治疗

可选用 Q 开关红宝石激光、Q 开关 Nd：YAG 激光、点阵激光或波长 510 nm 的脉冲染料激光治疗，其中红宝石激光对表皮型黄褐斑效果较好。面膜疗法可增加面部血液循环，增强药物脱色效果。

5. 中医治疗

（1）肝郁证：胁胀胸痞，烦躁易怒，经前斑色加深，月经不调，乳房胀痛，苔薄白，脉弦滑。治宜疏肝理气，活血化瘀，方选疏肝汤和化瘀汤化裁，药用川楝子、制香附、柴胡、当归、丹皮、赤芍、白芍、茯苓、青皮、甘草各 10 g，红花 6 g，每日 1 剂，水煎取汁分次服。

（2）脾虚证：面色㿠白或萎黄，腹胀，食欲欠佳，月经迟滞，经血稀少；舌质淡，脉细。治宜健脾除湿，活血化瘀，方选人参健脾汤和归脾汤化裁，药用山药 20 g，黄芪、党参、白术、茯苓、当归、川芎、桃仁各 10 g，红花、砂仁、甘草各 6 g，每日 1 剂，水煎取汁分次服。

（3）肾虚证：面色㿠白，肢冷畏寒，疲乏无力，腰酸背痛，尿频而清；舌淡苔白，脉沉细。治宜温补肾阳，活血化瘀，方选金匮肾气丸加减，药用丹参、茯苓、山药各 15 g，山萸肉、仙灵脾、菟丝子、当归、熟地、桂枝各 10 g，红花、甘草各 6 g，附子 5 g，每日 1 剂，水煎取汁分次服。

（4）中成药：可选用归脾丸、疏肝活血丸、知柏地黄丸、桃红四物汤、二至丸、六味地黄丸和逍遥丸等，根据剂型选择用量和用法。

（5）外用治疗：中药祛斑倒膜散（冬瓜仁、益母草各 20 g，僵蚕、当归各 15 g，白附子、白芷各 10 g，珍珠粉 2 g）或面膜膏（白附子、葛根粉、天花粉、山慈菇、白芷、山药、茯苓、丹皮、白及各等份研末，用时取药末 50 g，与石膏粉 30 g、奶粉 20 g、蛋清 10 mL，适量温水调成糊状），倒膜或外敷，每日 1 次。也可选用白芷 25 g、白附子 20 g、僵蚕 15 g、密陀僧 6 g，研细过 80 目筛，用凡士林 60 g 调敷患处，每日 1 次。

（邓德权）

第三节　白癜风

白癜风是一种以侵犯皮肤色素为主，同时累及全身其他色素细胞的系统疾病，如眼、耳色素也有变化，表现为局部或泛发性色素脱失。

一、临床表现

（一）症状

白癜风的主要临床表现是皮肤出现局限性白色斑片，白斑区皮肤颜色减退、变白。白的深浅尚有灰白色、乳白色或瓷白色等之分。一般无自觉不适，少数病例在发病之前或同时局部有瘙痒感，也有患者在病情稳定时，因某种因素发生痒感，随之白斑扩大或出现新的白斑。白癜风患者在没有其他因素影响而出现瘙痒感时多数随病情有发展。有的由于外用药物的强烈刺激而使白斑扩大，不少病例还可在遭受机械性刺激、压力、搔抓、摩擦后，原先正常皮肤处发生白斑或出现使原来白斑扩大的同形反应现象。其他形式的局部刺激，如烧伤、晒伤、放射线、冻疮、感染等也可有此反应而泛发全身。

本病一般受季节影响，冬季发展较慢或者处于静止状态，春、夏季则发展较快。由于皮损处缺少黑素的保护，遇到阳光曝晒刺激后，容易出现红斑、疼痛、瘙痒等日光性皮炎样损害，在进展期可以促使皮损发展。少数患者随着病情发展，白斑可以泛发全身，有的如地图样分布，仅残留小部分正常肤色。但也有部分患者只有一两片白斑，长期不变，或是皮损发展到一定程度后，自然停止发展而固定不变。也有个别患者未经治疗，皮损处出现一些色素岛而逐渐融合成片，最终使皮损恢复正常。但是完全自愈者非常少，有不少患者痊愈后又复发。

（二）体征

全身任何部位的皮肤均可发生白癜风，损害处皮肤颜色减退变白，好发于易受阳光照晒及摩擦损伤等部位，特别是颜面部（如眉间、眉毛内侧、鼻根与颊部内侧相连部位、耳前及其上部、前额发际，帽檐处以及唇红部）、颈部、腰部（束腰带）、骶尾部、前臂伸面及手指背部、眼睑及四肢末端等，躯干与阴部也常发生。掌跖部也可受累，白斑多数对称分布，也有不少病例损害沿神经节段（或皮节）排列。在对称分布于眼睑及四肢末端的病例常见掌跖部白斑，除皮肤损害外，口唇、阴唇、龟头及包皮内侧黏膜也常累及。

（三）辅助检查

1. 血液检查

白癜风在治疗前或治疗中有必要做血液检查，可从中发现异常或发现潜在的内脏病变，查明原因可提高治愈率，有利于白癜风病的康复。血常规发现很多白癜风患者伴有贫血，血细胞及血小板减少。在自身抗体的检查中可见白癜风患者血清中自身抗体阳性率比正常人高，主要是抗甲状腺抗体，抗胃壁细胞抗体和抗核抗体。在外因血 T 细胞群检查中，辅助性 T 细胞明显下降。这些情况表明进一步查明有关和（或）可能的原因，从而对症治疗可提高治愈率，有利于白癜风的康复。

2. 组织病理

白癜风的主要病理变化是表皮的黑素细胞破坏，白癜风的治疗目的是恢复色素沉着，那么白斑区色素恢复时黑素细胞来源何处？脱色区的黑素细胞是否全部被破坏？多巴—甲苯胺蓝复合染色证实，正常皮肤（包括毛囊、外根鞘上部）的黑素细胞是一种有功能黑素细胞，能合成黑素，在毛囊外根鞘中、下部，还存在一种无色素黑素细胞，不能合成黑素。当受到某些刺激或生理需要时，它能转变成有功能的黑素细胞而产生黑素。实验证明，白癜风皮损区毛囊外根鞘中部、下部的无功能黑素细胞依然存在，其数量和功能与正常皮肤相似。在白癜风色素恢复早期，表皮和毛囊内还没有黑素细胞出现，但此时毛囊外根鞘表面已可见多数多巴弱阳性黑素细胞，这些阳性多巴染色体，分支不明显，随着恢复时间的延长，毛囊内及其周围皮肤的黑素细胞增多，临床上可见以毛囊为中心的"色素岛"。因此，白癜风患者恢复时的黑素细胞来源是毛囊外根鞘中、下部的无功能黑素细胞、无毛囊部位的白癜风，如指尖、趾部的色素不容易再生。

白癜风的特征性病理改变包括：①表皮中黑素细胞数量明显减少，甚至消失；②表皮中黑素颗粒明显减少或消失。

免疫病理方面的资料较少，我们用直接免疫荧光法发现部分患者基膜带 IRG 或 O 沉积，以及角质形成细胞内有 IgG 或 C3 沉积。

3. 超微结构变化

白斑特别是白斑边缘处超微病理变化最为显著。

（1）黑素细胞的改变：白斑处黑素细胞缺乏，白斑边缘部黑素细胞胞质中出现空泡、核固缩，粗面内质网高度扩张，甚至破裂，附膜核糖体可部分脱落，扩张池中含絮状物，线粒体萎缩或肿胀。黑素小体明显减少，Ⅲ、Ⅳ级更少，可有黑素小体聚集，内部呈细颗粒状，而且黑素沉积不均匀，溶酶体内可见残留黑素颗粒。

（2）角质形成细胞的改变：白斑部少数可有粗面内质网轻度扩张，线粒体结构不清，细胞内水肿。白斑边缘部角质形成细胞排列紊乱，细胞内外水肿，张力微丝紊乱，桥粒断裂、减少，甚至消失，尤以黑素细胞附近的角质形成细胞变化最为显著，黑素小体结构异常，线粒体、粗面内质网均有退化变化。

（3）朗格汉斯细胞的变化：白斑处有明显退化改变，核切迹加深，细胞核巨大，核周隙不均匀扩大，粗面内质网增多、扩张，线粒体肿胀，胞内空泡增多，特征性 Birbeck 颗粒显著减少，胞体变圆，胞突大多消失。白斑边缘部朗格汉斯细胞变化较轻。

（四）临床分型

临床上根据皮损的范围、分布，习惯上分为局限型、泛发型和皮节型 3 型。为了统一标准，中国中西医结合皮肤性病学会色素性皮肤病学组制定了白癜风的临床分型及疗效标准，将白癜风分为二型、二类、二期。

临床上则根据白癜风的形态、范围、色素减退程度和对治疗的反应等，将白癜风分为二性、五型、十三种类型、四效。

1. 二性

根据病变处色素脱失情况简单地将白斑分为完全性、不完全性两种。

（1）完全性白斑：白斑表现为纯白色或瓷白色，白斑中没有色素再生现象，白斑组织对多巴（二羟苯丙氨酸、DOPA）反应阴性；白斑组织内黑素细胞消失在治疗上疗效差，治疗时间长一些。

（2）不完全性白斑：白斑脱色不完全，白斑中可见色素点；白斑组织对多巴反应阳性；白斑组织中黑素细胞减少。不完全性白斑对药物疗效好，治愈率高。

2. 五型

（1）局限型：色素减退斑在3片以下，单发或群集于某一部位。

（2）散在型：白斑散在分布，大小不一，以及对称分布。

（3）泛发型：常由局限型或散发型两种发展而来，白斑多相互融合成不规则大片而累及体表面积的50%以上，有时仅残留小片岛屿状正常肤色。泛发性白癜风晕痣的发病率高，晕痣可能是白癜风的一种存在类型。

（4）肢端型：白斑发于人体的肢端，如面部、手、足、指趾等部位，少数可伴发肢体的泛发性白斑。

（5）节段型：白斑为一片或数片沿某一皮神经节段支配的皮肤区域走向分布，一般为单侧。

3. 十三种类型

根据患病部位不同，形状不一，病程长短不等，发展快慢有别，发病面积大小有异等错综复杂的情况，对白癜风划出了十三种类型。

（1）圆形、椭圆形：多发于腹部和腰部，病灶初起多呈独立存在，发展时由斑块中心向外扩大，发展快者相邻的独立斑块可连接。

（2）晕痣型：多发于面部、胸背部，病灶中间原有或仍保留黑、红痣或异常隆起物。此类型白癜风边缘清晰，中间隆起物可大可小，有的隆起物色素先有脱失然后白斑扩大。也有的先有白斑区然后隆起物消失或仍存在。

（3）外伤型：指利刀或钝器刺破表皮或烧伤、烫伤、各类手术后、摔伤、扭挫伤、动物抓咬伤、蚊虫叮咬伤等外界损伤表皮后黑素恢复缓慢或不完全恢复。此类患者的白斑多发生于伤口周围，也有在其他部位出现。

（4）椎体型：多发于前后躯干部位，病灶及发病趋势循任、督二脉上行，二阴、口唇多有病变。此类患者多有悬雍垂异常，常向左或向右偏斜。

（5）色素失调型：多发于面部，双手偶见。此类患者本身黑素并没有减少或脱失，而是在同一区域内有黑素不均匀聚集，也有白斑的出现。病灶有片状、带状、泼墨状，有单侧亦有对称，有先天也有后天所得。先天发生者多与遗传有关，后天发生者多由于内分泌失调所致。女性多有妇科病，男性多有疝气或肾炎等泌尿系疾病。

（6）内翻型：多发于双手，起于双手心，由内向外到手背、十指末端；并在肺俞穴、大肠俞等穴多出现白斑。

（7）散发型：斑无定处，可在全身各处发展。其表现形状不一，斑块大小不等，色有浅有深，常无定处。

（8）簇状白点型：多发于前胸、上肢。初起时病灶周围每个毛囊后部隆起白点，由点到片，向中心接近，一旦连接为一大块白斑后，周围又有新鲜的群体出现，严重时可泛发全身。

（9）眉、睫、发、面型：是指白斑发生在面部。多为单侧，多有眉毛、睫毛、头发、腋毛、阴毛等被侵害变白，不论其面积大小、毛发变白的多少，即属此种类型。

（10）神经节段型：多发于躯干、四肢单侧而不过中线者。白斑边缘顺其神经走向发生，在肋间、腹背、小腹、腰椎、上下肢多见，可能与单侧挫扭伤有关。

（11）固岛型：多发于下颌、小腹等脂肪易堆积处，其他部位也可见，其病灶在较长一段时间无甚变化。生成的黑素岛少则十几个，多则几十个，出现后不再扩散，也不见消失变化，形成固定的斑片。生成这种外形的原因是外用刺激药过量，使病灶起疱，层层脱皮，使体液渗出。若继续用药不当，加重刺激，使表皮和（或）真皮组织受到破坏，形成表皮粗糙、皲裂。

（12）婴幼型：多发于婴幼儿额部、颈项、耳后、胸背及上肢。民间多称"白记"。病灶片状、带状、线条状，表皮略粗糙，色略淡。除一部分斑块继发为白癜风外，绝大部分患儿在较长一段时间内变化不大，也有的患儿伴有其他部位的白癜风。

（13）中老年颗粒型：多发于胸背四肢。为中老年男女的自身整体素质功能下降，或因患其他慢性疾病，如糖尿病、气管炎、甲状腺疾病、恶性出血、关节炎等并发白癜风。白斑呈米粒、豆粒大小，此类白斑一般情况不扩大，斑点色泽低于正常皮肤。

4. 四效

（1）痊愈：白斑完全消退。

（2）有效：白斑消退 50% 以上。

（3）显效：白斑消退 25% ~ 50%。

（4）无效：白斑消退 25% 以下。

（五）临床分期

根据白癜风病期的临床表现，可分为进展期、静止期、好转期。

1. 进展期

原有白斑逐渐向正常皮肤移行、扩大，边界模糊不清，白斑增多。

2. 静止期

白斑停止发展，边界清楚，白斑边缘色素加深。

3. 好转期

白斑由边缘向内缩小，白斑区有毛囊修复，色素点、色素块逐渐连成片。现毛孔周围散在或岛屿状的色素区，白斑的数目也随之逐渐减少。

本病一般无自觉不适，多数病例之前或同时以及白斑发展蔓延时局部有痒感；患处曝晒后特别是浅色肤种患者易产生潮红疙瘩，痒甚至起疱，有的患者甚至阴天在户外短时间暴露，也会发生上述症状。

二、治疗

白癜风病因复杂，从现在的研究结果看，白癜风的致病不是一种因素所致，而是多种因素共同作用的结果，所以不能不加以区分地用药，必须详细地了解发病年龄、病程、有无伴有其他疾病、皮损分布有无同形反应、对治疗的反应皮损有无进展、有无家族患病史根据患者可能存在的病因及发病机制，选择用药，分型、分期而治，有助于提高治愈率。若有其他疾病并发，应积极治疗其他疾病。

近代医学认为，白癜风的发生是由于多种原因导致皮肤和毛囊的黑素细胞内酪氨酸—酪氨酸酶系统功能减退，损失而引起的局部或泛发性脱色素病。治疗目的在于激活局部异常的黑色素细胞再生黑色素的能力或刺激黑色素细胞的形成，促进其发展及再生，以产生较多的黑色素；阻抑疾病的进行，使其不再继续扩展，使皮损周围色素区变淡直至恢复正常肤色。

白癜风西医治疗方法及药物种类繁多，目前多采用中西医结合及局部与整体治疗结合的方法，临床上多采用全身治疗与局部治疗有机结合。

1. 光疗

现代的光疗主要包括光化学疗法、激光治疗、紫外线疗法等，作为一种有效的治疗手段，目前光疗已广泛应用于多种皮肤病的治疗。光化学疗法和激光治疗在白癜风的治疗上已有较多的应用，并取得了较好的疗效。

紫外光谱是电磁波谱的一部分，波长范围100～400 nm，属于不可见光。根据生物学作用的差异，紫外线分为3个波段：长波紫外线（UVA，波长320～400 nm），又称黑光区，是紫外线促色素形成作用最强的部分，可诱发许多物质发出荧光，是光化学治疗中的主要光源；中波紫外线（UVB，波长280～320 nm），又称皮肤红斑区，其波长正好在DNA、蛋白质的吸收峰附近，能够引起DNA和蛋白质的损伤，是紫外线中活性最强的波段，可单独用于白癜风的治疗；短波紫外线（UVC，波长200～280 nm），其能量最高，有较强的杀菌作用，主要用于空气和物体表面的消毒。

用于白癜风治疗的紫外线波段主要包括UVN（300～400 nm连续光谱）、UVB、窄谱中波紫外线（310～313 nm NB-UVB）、308准分子激光、UVA及窄谱长波紫外线（340～400 nm UVA1）。UVN、UVB的照射仪只能用于大范围的或全身的照射，容易引起红斑、水疱等不良反应，患者常不能耐受，目前已较少应用。光化学疗法、窄谱中波紫外线和308准分子激光是目前治疗白癜风的主要光疗手段。

（1）光化学疗法：光化学疗法是光敏剂加紫外线照射的治疗方法。传统的光化学疗法（PUVA）指口服或局部外用光敏剂8-甲氧补骨脂素（8-MOP）加长波紫外线（UVA）照射的方法。光化学疗法1947年由Mofty应用，经过临床实践，至今仍是治疗白癜风的最常用的方法之一。现代医学发展了光敏药物和光源，丰富了光化学疗法的内容，使其疗效和安全性得到提高。

1）传统光化学疗法：长波紫外线＋补骨脂素（简称PUVA），根据补骨脂素使用方式的不同又分为系统光化学疗法和局部光化学疗法。①系统PUVA疗法：口服8-甲氧补骨脂素（8-MOP）0.5 mg/kg，1.5～2小时后照射UVA或晒太阳，每周2～3次，一般疗程3个月以上。此疗法适用于泛发性白癜风或对局部治疗无效者，PUVA应用于儿童还有一些潜在问题，12岁以下儿童不推荐使用。UVA量根据皮肤色素深浅和对光的敏感性决定，通常最初剂量0.5～1.0 J/cm^2，每次增加0.25～0.5 J/cm^2，直到红斑出现，最大剂量为4.0 J/cm^2。治疗中及治疗后需避免日晒、佩戴护目镜12～24小时。5-甲氧补骨脂素（5-MOP）或三甲基补骨脂素代替8-MOP，TMP光不良反应小，胃肠反应较少，更适合儿童患者。有临床资料显示，口服5-MOP 2小时后照射UVA，可使56%的患者色素恢复达到75%。②局部PUVA疗法：适用于皮损范围小、数目少的局限型白癜风。白斑处外用0.1%～0.2% 8-MOP酊，0.5～1小时后照射UVA或晒太阳，每周2～3次。

2）其他光化学疗法：用其他光敏药物代替补骨脂素并联合UVA/UVB的治疗方法。①卡泊三醇＋UVA（简称CUVA）：卡泊三醇是维生素D$_3$衍生物，它可能通过黑素细胞上维生素D$_3$受体调节细胞内钙紊乱而发挥作用。对于一些肢端型、泛发型或病程较长者，若

PUVA 疗效不满意，或即使有效、复发率较高者可选用此法。一项随机双盲左右手对照实验观察了 PUVA 联合外用卡泊三醇治疗白癜风的效果。患者口服 8-MOP（0.6 mg/kg），2 小时后日光照射，每周 3 次，同时一手外用卡泊三醇软膏（50 μg/g）每日 2 次，另一手涂安慰药，显效率分别为 76% 和 53%，结果外用卡泊三醇加 PUVA 治疗组疗效明显优于安慰药加 PUVA 组。作者认为 PUVA 联合卡泊三醇治疗白癜风疗效高、安全，尤其适用于单用 PUVA 无效的手足皮损。Ameen 等还用 PUVA 联合卡泊三醇治疗 4 例白癜风，结果 3 例取得良效。Parsad 等的临床研究证明，外用卡泊三醇（50 μg/g）联合 PUVA 治疗可缩短 PUVA 疗程，对手足皮损反应好。②UVA + 凯林（KUVA）：凯林（khellin）是从阿蜜果提取的呋喃色酮，其光化学及光生物学作用与补骨脂相似，但光毒性弱，对 DNA 无光动力学影响。1982 年 Abdel 报道口服凯林联合 UVA 照射治疗白癜风有效。患者口服凯林 50～100 mg，2.5 小时后照射 UVA，每周 3 次，有效率达到 70%～77%，25%～30% 患者治疗中转氨酶升高，但停药后自行恢复。为避免口服凯林的肝毒性和胃肠道不适等不良反应，有研究者将凯林脂质体每日 2 次涂白斑处，并配合 UVA/UVB 照射。平均治疗 12 个月有 72% 的患者白斑可获 50%～100% 复色，未观察到不良反应。有学者比较了 PUVA 与 KUVA（khellin）外用加 UVA 照射两种方法的疗效和不良反应。KUVA 组照射前 1 小时外用 5% 凯林乳膏，PUVA 组则口服 8-MOP，0.4 mg/kg，两组均每周 UVA 照射 3～5 次。结果发现，与 PUVA 相比，KUVA 需要更长的治疗时间和更高的 UVA 剂量，KUVA 治疗不良反应较小，并且年龄越小，疗效越好。③UVA + L-苯丙氨酸：1999 年 Camacho 等用口服 L-苯丙氨酸（L-Phe）100 mg/kg，每日 1 次。秋、冬季照射 UVA 或春、夏季照射日光，晚上外用 0.025% 丙酸氯倍他索，6 个月后对受试者进行评估，90.9% 全身皮损明显好转，其中 68.5% 全身皮损改善达 75% 以上；疗效与部位有关，面部最为理想，复色达 87.9%，其次是躯干部（60.4%）和四肢（54.6%），未观察到药物不良反应。禁忌证：苯丙酮尿症、肝肾功能不全、妊娠、哺乳期、砷接触史、放疗史和自身免疫性疾病。④窄谱 UVB：该法是采用 310～311 nm 光进行局部照射的一种治疗方法。1997 年由 Westerhof 等用于治疗白癜风，目前用于中、重度白癜风的治疗。Scher Schun 等用窄谱 UVB 治疗了 11 例白癜风患者，包括局限型、节段型和泛发型。UVB 初始剂量 280 mJ/cm^2，每周 3 次，照射量每次递增 15%，当色素恢复面积达 75% 时，减为每周 2 次维持 4 周后，再减少到每周 1 次维持 4 周。7 例患者完成 1 年的治疗，5 例经平均 19 次治疗后皮损复色超过 75%，另 2 例分别在照射 46 次、48 次后复色达 50% 和 40%，其余 4 例因时间原因未完成治疗。治疗过程中仅有部分患者表现轻度红斑、瘙痒，均能自行缓解。该结果也充分肯定了窄谱 UVB 对白癜风的疗效。Samson 等用窄谱 UVB 治疗 77 例白癜风患者。结果约 80% 的患者有改善，其中 61% 呈现中度或明显好转，大部分患者耐受治疗。临床已证实 NB-UVB 治疗与 PUVA 疗效相似，但它具有治疗方便、无须眼保护、无光接触变态反应、长期照射无光过度角化、积累照射量小、不增加光照后皮肤癌风险、治疗时间短、色素恢复均匀、无须联合使用补骨脂素等优势，安全性好，孕妇也可接受治疗。目前窄谱 UVB 有部分替代 PUVA 治疗白癜风等皮肤病的趋势。

（2）激光治疗。

1）308 nm 准分子激光：308 nm 准分子激光又称氙激光，2000 年美国 FDA 批准 308 nm 准分子激光用于银屑病治疗，308 nm 准分子激光波长与 NB-UVB（311 nm）相近，但传统 UVB 为多频连续的非相干光，准分子激光为单频相干光，两者脉冲频率不同，在白癜风的治疗上准分子激光较 NB-UVB 显示出更好的疗效。近年有学者尝试用于治疗稳定期局限型白癜风获得较好效果。Baltas 等对 6 例局限型白癜风患者初始剂量为 49.5 mJ/cm^2 的氙激光照射，每个脉冲能量为 5 mJ/cm^2，光斑直径为 3 cm，每周照射 2 次，每次递增 49.5 mJ/cm^2，平均总累计剂量为 50.7 mJ/cm^2。结果 4 例患者治疗第 8 周时皮损中开始出现 1～3 mm^2 大小的"色素岛"，毛囊周围尤其明显。疗程 6 个月，随访 3 个月，白斑复色区未见色素脱失。Spencer 等报道 12 例白癜风的 23 处皮损进行了每周 3 次、为期 4 周的治疗，取得成果。经过 6 次照射的 12 例患者的 23 处皮损中有 13 处复色面积达 57%；经过 12 次照射治疗的 6 例患者 11 处皮损中有 9 处复色面积达 82%，对照部位皮损无变化。308 nm 准分子激光是目前治疗白癜风尤其是局限型白癜风的较好选择，联合其他治疗方法可以进一步提高疗效。

2）低能量氦氖（He-Ne）激光照射：利用生物刺激作用而非热效应。因发现 He-Ne 激光照射可修复损伤的神经，故推测它对存在神经功能缺陷的节段型白癜风可能有一定的治疗作用。Yu 等用 He-Ne 激光治疗头颈部节段型白癜风 30 例，输出功率 1.0 mW，每平方厘米选择一个光点照射，光斑面积为 0.01 cm^2，每一部位照射 30 秒，能量 3.0 J/cm^2，每周 1～2 次。结果：3 例（10%）在（20±4）次治疗后完全复色；3 例（10%）在（137±5）次治疗出现 76%～99% 的复色；12 例（40%）治疗（99±43）次后出现 51%～75% 的复色；7 例（23.3%）治疗（87±53）次有 26%～50% 的复色；2 例（6.7%）经过（69±45）次治疗后复色小于 25%；3 例无效。Yu 等还发现低能量 He-Ne 激光照射体外培养的角质形成细胞和成纤维细胞后两种细胞释放 bFGF 明显增多，角质形成细胞分泌的神经生长因子（NGF）显著升高，均与照射能量相关。bFGF 和 NGF 为黑素细胞（MC）生存、生长和移行的调节因子。He-Ne 激光照射后出现的 bFGF、NGF 水平升高为白癜风患者白斑区 MC 的增殖、移行及损伤修复创造了微环境。

3）光疗疗法的影响因素及注意事项：白癜风光疗的疗效受多种因素影响，主要包括如下因素。①部位：同一个体不同部位的皮肤对紫外线的敏感性不一致，躯干部位最敏感。对于同一个体光疗的疗效通常与每日的紫外线敏感性一致，对包括面、颈、躯干等光敏感区有较好疗效，但对于无毛发区，如关节部位、口唇、手指末端、足踝部、掌跖部和乳头等反应较差。②肤色：肤色对疗效的影响并不大，但也有报道深色皮肤的白癜风患者对光疗的反应更好，对于同一个体，不完全脱色斑因为表皮内仍有黑素细胞，疗效好于色素脱失斑，而毛发变白的皮损往往标志着该处黑素细胞储备已经完全被破坏，光疗往往效果较差。③病程、分型及分期：一般病程越短见效越快，寻常型白癜风对光疗的反应优于节段型；进展期白癜风由于容易引起同形反应，导致皮损扩大，一般不主张采用全身的 PUVA 及 NV-UVB 治疗，建议采用准分子激光治疗进展期白癜风。④治疗次数：光疗治疗白癜风的疗效与其治疗次数平行，次数越多疗效越好。308 nm 准分子激光一般需治疗 10～60 次，PUVA、NB-UVB 需治疗 40～80 次，有些需照射 1 年以上。

2. 全身治疗

可选用补骨脂及其衍生物治疗，皮损局限可在皮损处使用类固醇激素或选择 8-甲基补骨脂素或复方氮芥酊外涂，或阿托品局部皮内注射，可同时配日光浴或紫外线照射，治疗过程中避免接触某些酚类化合物质。

（1）补骨脂素及其衍生物：外用或内服均有致光敏的作用，补骨脂素属于呋喃香豆素类药物。本药对白癜风的治疗，已有较长历史。1947 年埃及化学家由大阿美果实中分离出 3 种有效成分，都是补骨脂素衍生物，其中 8-甲氧基补骨脂素（8-MOP）和 5-甲氧基补骨脂素（5-MOP）对白癜风有效。1960 年人工合成了 3-甲基补骨脂素（TMP），对白癜风也有较好效果，而且不良反应较小，目前这些药物都已广泛应用于临床。

补骨脂素类药物属于光敏性化合物，用药后能加强紫外线的作用，能将还原黑素氧化为黑素，并通过破坏皮肤中的硫氢基化合物，使酪氨酸酶活性增加，刺激那些尚未完全破坏或正常的黑素细胞的功能，从而增加黑素合成。

本疗法的疗效因人而异，与患者的年龄、皮损部位、严重程度、皮肤类型等有关。一般儿童患者、病程短、面颈部皮损效果较好；而病程长、手足背皮损效果差。总有效率为 30% ~60% 。口服补骨脂素的不良反应有胃肠道反应（恶心、呕吐、食欲不振等），还可发生白细胞减少、贫血以及肝功能损害，故在治疗期间应定期检查血、尿常规及肝功能。对有糖尿病、肝功能异常、皮肤癌、白内障、妊娠、哺乳期妇女以及有光敏者应禁用。

（2）皮质类固醇治疗：口服泼尼松 15 ~30 mg/d，2 ~3 周后减至 10 ~15 mg/d，3 个月后维持量为 5 mg/d，对皮损面积大，病情进展和无禁忌证者，可以试用。对病损面积小者，可局部注射曲安西龙混悬液每周 2 次，或外用氟轻松、地塞米松或曲安西龙等，曲安西龙二甲基亚砜醑溶液。

注意长期使用可造成局部痤疮样皮疹、毛囊炎、毛细管扩张，甚至皮肤萎缩等不良反应，间歇用药或与其他类外用药物轮流应用可减少反应的发生。

（3）免疫制剂。

1）转移因子：从淋巴细胞中提取的一类低分子肽与核苷酸复合物，具有传递免疫信息、激发免疫细胞活性、调节免疫功能、增强机体非特异性细胞免疫等作用。由于其毒性、抗原性、过敏反应较少见，并且可超越种系界限应用等优点，目前在临床应用广泛。国内报道口服转移因子配合外用药治疗 103 例白癜风，总有效率 67% 。其中对面颈部病变痊愈率为 48.4% ，有效率为 82.8% 。但也有报道转移因子引起过敏，先兆流产，长期局部注射产生小的局灶坏死等，应予以注意。

2）胸腺因子：胸腺因子 D 注射液 10 mg（儿童 5 mg）肌内注射，隔日 1 次，连续注射 3 ~5 个月。

（4）胎盘提取液：胎盘中提取黑素生成素是由古巴学者 Cao 在 1986 年报道。1991 年 Suite 等外用于白癜风，并用红外线照射治疗。Rabinra 等认为，黑素生成素中含有内皮素和糖脂、磷脂、鞘脂等物质。内皮素被认为对黑素细胞的有丝分裂起关键性作用。外用黑素生成素治疗白癜风有效的机制可能是通过内皮素等生物活性物质作用于黑素细胞，促进黑素细胞增殖和黑素合成，致皮肤色素沉着。在黑素生成素制剂中添加 1 mg/mL 氯化钙可提高疗效。国内有报道总有效率为 63.3% ，比国外报道的略低。

（5）微量元素：微量元素在人体中的含量尽管极其微小，但却对机体的健康起着非常重要的作用，一旦元素平衡被破坏，就会导致各种疾病。人体内的元素平衡有两种含义：一是元素在体内含量要适当；二是各种元素之间要有一个合适比例才能协调工作，在补充微量元素时应该合理应用合适剂量，避免过量。

1）铜、锌制剂：有的白癜风患者体内铜、锌微量元素缺乏，在补充这些微量元素后病情好转，甚至痊愈。

铜是酪氨酸酶的辅酶，在皮肤色素的形成中起着重要作用，目前常用的铜制剂为 5% 硫酸铜溶液，10 滴加入水或牛奶中冲淡后服用，每日 3 次，儿童酌减。如果体内铜含量过多，也会导致一些疾病，如肝硬化、神经失调等。含铜丰富的食品有动物的肝脏、果汁、芝麻酱、可可、茶叶等。

患者体内锌离子降低时，可口服甘草锌或葡萄糖酸锌治疗。要注意锌生物效应的两重性，剂量过大也可致不良反应。摄入过多锌可引起铁代谢障碍和溶血，致锌相关性贫血。服锌期间避免食用含纤维素、植酸盐等影响锌吸收的粗食物。与肉食同服时锌吸收率较高。因过量铁对锌的吸收利用有抑制作用，补锌时不可大剂量补铁。葡萄糖酸锌与硫酸锌、甘草锌比较，具有生物利用度高、不良反应小等特点。

2）其他微量元素：有研究认为，白癜风发中有低钴、硒、铜和显著的高镧、高铈表现。

硒是人体必需的微量元素之一，是谷胱甘肽过氧化酶（GSH-Px）的重要组成部分，该酶能防止细胞膜脂质的过氧化破坏，消除过剩自由基，从而起到保护细胞膜免遭损害的作用，同时硒还能刺激免疫球蛋白和抗体的产生而增强机体的抵抗能力。当缺硒时 GSH-Px 活性降低，引起细胞膜脂质过氧化加强，自由基和半醌游离基、毒性黑素前身物质增多作用于靶细胞，同时缺硒后人体免疫功能降低使自身免疫反应加重，最终使色素细胞破坏而发病。

钴是人体必需的微量元素之一，主要参与核酸蛋白质的合成、解毒及促进其他元素的吸收，它常以维生素 B_{12} 的形式发挥作用，缺钴后核酸蛋白质的合成过程受到影响，这样直接或间接地促使该病的发生。

镧铈是镧系元素，其解毒须和硒结合形成疏蛋白而排泄，它的升高是否和低硒储集有关，另有资料表明，镧铈能在皮肤表面形成一层防护膜而起保护作用。

（6）维生素：叶酸 2 mg，每日 2 次，肌内注射维生素 B_{12}，剂量 100 μg，每周 2 次，服药后晒太阳或 UVB 照射比单纯口服治疗疗效好。维生素 E 有抗氧化的功能，可以用来治疗白癜风。对氨基苯甲酸（PABA）属维生素类药物，一般为 0.3 口服，每日 3 次，连服 6 ~ 18 个月。泛酸与 PABA 的作用相同，两者同时应用效果更佳。

3. 外用药物

（1）他克莫司：是局部用免疫抑制药。

他克莫司的治疗作用和不良反应都是通过抑制细胞增殖的信号传导通道而产生的。T 淋巴细胞是他克莫司作用的主要靶细胞，通过抑制早期淋巴细胞相关基因的表达，从而抑制 T 淋巴细胞的免疫活性。他克莫司也能抑制皮肤肥大细胞 IgE 介导的释放组胺的作用，这可能也是治疗皮肤病的重要理论基础之一。实验研究发现，局部应用他克莫司可抑制唑酮诱导的局部淋巴结细胞（LNC）的增殖。

外用他克莫司治疗白癜风，部分患者治疗初期局部有瘙痒感和烧灼感，据报道，个别病例局部出现多毛症状和传染性软疣，少见其他严重不良反应。无长期应用激素特别是强效激素引起的皮肤萎缩纹、毛细血管扩张、痤疮样丘疹等不良反应，无眼睑部外用激素产生青光眼和白内障的危险。安全，耐受性好，治疗眼周、面颈部、生殖器等特殊部位白癜风以及儿童白癜风具有较好的应用前景。但他克莫司可能影响局部皮肤的免疫监视功能，有潜在促进光线性皮肤癌变或增加发生非黑素瘤性皮肤肿瘤及淋巴瘤的危险。因此，有必要提醒患者保护局部，避免过多紫外线暴露。

（2）钙泊三醇：中文也译为卡泊三醇，是维生素 D_3 衍生物。

病理生理研究表明，白癜风皮损区存在钙平衡失调。黑素细胞上存在 $1,25-(OH)_2D_3$ 的受体已得到证实，$1,25-(OH)_2D_3$ 在调节黑素合成方面起一定作用。另外，钙泊三醇对免疫系统细胞具有免疫抑制作用，可能通过调节角质形成细胞、淋巴细胞产生和释放细胞因子而发挥免疫作用。

局部单用钙泊三醇霜是患者容易接受的一种治疗，可用于成人及儿童白癜风的治疗，但节段型白癜风疗效较差，用法为适量睡前外涂于患处，次日晒太阳 10~15 分钟，每日 1 次，12 周为 1 个疗程。另外，联合 PUVA 法用药也被证实是非常安全的。每周用量在 100 g 以内一般无明显不良反应，如每周超过 100 g 以上，可引起轻度血钙升高，停药后可恢复。

（3）拟过氧化氢酶：越来越多的证据表明，白癜风患者的整个表皮氧化应激反应增加，早期过氧化物特别是 H_2O_2 对黑素细胞有损伤作用，其聚集促进了白癜风的发展。过氧化氢酶能纠正白斑皮肤 H_2O_2 异常积聚，减少 H_2O_2 对黑素细胞的损伤。临床上应用的拟过氧化氢酶是无极性的，是 EDTA 螯合了 Mn^{2+} 的碳酸氢盐复合物，UVB 或日光照射激活后，可将 H_2O_2 迅速降解成 H_2O 和 O_2，UVB 激活的假过氧化氢酶的活性比天然过氧化氢酶高 15 倍。拟过氧化氢酶每日 2 次外用，另外辅以窄谱 UVB 照射每周 3 次，总疗程 36 个月。有学者研究后发现，33 例患者中所有局限性患者皮损 90%~100% 复色，节段型较寻常型慢，而寻常型中又以颜面部皮损复色较快。进展期白癜风病情 2~4 个月后可得到控制。

（4）盐酸氮介乙醇（白癜净）：van Scott 报道在外用氮芥治疗蕈样肉芽肿（一种 T 细胞淋巴瘤）患者时，发现其原有的白斑处出现色素沉着进而应用于白癜风治疗。该药曾经是我国 20 世纪 60 年代治疗白癜风的主要药物，以前许多医院都自配该药，另外市售的白癜净主要成分就是盐酸氮介乙醇。因局部使用该药接触性皮炎发生率高且有致癌的危险性，以及其他新的治疗方法出现，现使用很少。

其治疗机制尚不明了，可能是氮芥进入皮肤后形成乙烯亚胺基，后者能与巯基结合，解除酪氨酸酶的抑制和加速黑素的合成。

药物以新配制者为好，方法是盐酸氮芥 50 mg，加入 75%~95% 乙醇 100 mL 中，配成浓度为 0.05% 药液。成人头皮、躯干、手足部每日 3 次，面部眼睑每日 2 次，儿童酌减。棉签蘸药液自皮损中心向周围旋转涂擦至皮损边缘，涂时可稍用力，使白斑充血，以利药液吸收。涂药 5 分钟后，日晒 5~10 分钟，使白斑微红为度，日晒时要遮盖正常皮肤，但忌曝晒。治疗 1 个月后，若局部无反应，可增加药物浓度到 0.1%。

用此方法治疗过程中常可发生接触性皮炎，表现为皮肤红、肿、痒、痛，可在药液中每 100 mL 加入异丙嗪注射液 50 mg 进行脱敏治疗，也可加入 0.5% 的氢化可的松减轻皮炎并提高疗效。接触性皮炎反应较重者应停药。另外，已有使用该药导致皮肤发生鳞状细胞癌者，较长时间使用该药的患者应予以注意。

4. 移植疗法

随着现代医学的不断发展，移植治疗稳定期白癜风可以获得较满意的疗效。白癜风患者皮损部位黑素细胞缺失，而非皮损部位黑素细胞数目正常。基于这一病理变化，人们普遍认为移植的机制是将自身的黑素细胞从健康皮肤移植到无黑素细胞的白斑区，并在移植后成活产生黑素。

白癜风移植主要分为组织移植和细胞移植，以及介于两者之间培养的表皮片移植。细胞移植包括表皮细胞培养移植、自体黑素细胞移植、皮肤细胞悬液移植、同种异体黑素细胞移植。

（1）自体表皮移植：早在 20 世纪 50 年代初，Spencer 即开始用自体皮肤移植治疗白癜风，以后这项工作不断得以完善，从最初的全层皮肤移植发展到目前的自体表皮移植及黑素细胞体外培养移植。自体表皮移植是目前开展最多的治疗稳定期（3～6 个月内皮损无扩展）白癜风患者的有效方法。

1）负压发疱表皮移植：Falabella 在 1971 年应用负压发疱作自体表皮移植治疗白癜风。

手术方法：在供皮区（多取腹部或股内侧皮肤）及受皮区（白斑区）采用负压吸引器或表皮分离机等装置负压吸引，压力在 –26.66～53.33 kPa，为了缩短发疱时间，可以将局部温度控制在 40～50 ℃，维持 0.5～2 小时，产生 0.8～1 cm 大小的丰满水疱。在无菌条件下先将白斑处水疱剪去或撕去，露出真皮面。用虹膜剪将供皮区水疱沿疱底边缘剪下，除去上面黏着的纤维蛋白后，将其平整移植于白斑区的创面上，油纱布及敷料加压包扎，7～10 日去除敷料。开始受皮区色素可较周围略浅，3～6 个月色素逐渐加深，与周围完全一致。Suvan-prakom 等用此方法治疗并随访 30 例白癜风患者，28 例成功，2 例无效。国内多家医院报道总有效率在 90% 左右。

2）其他：对某些非平坦部位白癜风，如眼周、耳周、口周、喉结、手指等处，由于负压吸盘难于粘贴而不能发疱或限于条件，有学者采用以下方法发疱或去除受皮区表皮。①受皮区磨削术去表皮：多采用牙钻或磨削机，无菌操作，局部麻醉，磨至创面点状渗血待植皮。②受皮区液氮冷冻去表皮：液氮冷冻后 3～4 小时皮损冷冻处表皮松动或出现水疱。因冷冻发疱需时较长，有学者采用提前一日进行的方法，也有学者采用先冷冻、后吸引的方法。③供皮区斑蝥酊外擦取表皮：用 10% 斑蝥乙醇浸出液外擦供皮区，纱布包扎，次日出现大疱，供植皮用。

目前受皮区去除表皮的方法主要有负压吸引法、CO_2 激光法、磨削法、冷冻法、局部药物刺激法等。负压吸引法采用较多，因局部损伤最轻，移植后皮片成活率较高。某些特殊部位无法用吸盘时，多采用磨削法。冷冻法及局部药物刺激法很难掌握剂量与时间，对表皮破坏的深浅度很难控制，容易对皮损区组织产生过度损伤，影响移植表皮细胞和色素细胞成活。供皮区取表皮最好采用负压吸引起疱法，尽量避免其他取皮方法，以确保表皮有较高的存活率。

（2）表皮细胞培养移植：表皮细胞培养技术于 1975 年建立。随着时间的推移，组织工程学和细胞分子生物学迅速发展，表皮细胞培养及移植的基础研究和临床应用也进入了新的阶段。

方法：①应用组织工程学的方法，在体外模拟环境下培养表皮细胞，然后与可被人体降解吸收的细胞外基质组成复合物移植到创面，最终达到修复创面、改善外观的目的；②培养方法可分为体外培养和体内培养。具体方法：取一小片患者自身健康皮肤，用胰酶消化，分离出表皮并获得表皮细胞悬液后，借助载体膜将其置于培养基中，培养液每周更换 2 次，21 日后获得带有黑素细胞的表皮片，将其平整地置于事先准备好的皮损裸露面。复色发生在移植后 3～6 个月，其成功率 33%～54%。

优点：取较小的皮片即可治疗较大面积的白斑，且无瘢痕形成；缺点：技术要求高，暂时会出现色素沉着过深，但几个月后能自行消失。

（3）自体培养的黑素细胞移植：自体培养的黑素细胞移植包括纯黑素细胞培养移植和

黑素细胞与角质形成细胞共培养移植，这是一种依靠细胞体外培养技术来增加黑素细胞数量，然后移植到患者白斑区的治疗方法。1987 年 Lerner 等应用培养的自体黑素细胞移植治疗白癜风获得成功。1992 年 Gauthier 等报道用含角质形成细胞的非培养黑素细胞移植治疗白癜风。Olsson 和 Juhlin 在患者臀部取薄层刃皮片制成表皮细胞悬液，受皮区磨削，采用一种适合黑素细胞的 M2 培养基，既用于表皮分离，也用于细胞悬液的准备。Mulekar 分析了上述方法的优缺点，提出了一种较完善的自体表皮细胞悬液移植治疗白癜风的技术。用植皮刀切取一很薄层表皮（约 200 μm），在 DMEM/F12 培养基中反复吹打得到表皮细胞悬液，均匀涂于高速皮肤磨削机磨削的白斑区，覆盖胶原。Mulekar 运用这一移植技术临床治疗了大量白癜风患者，并对 50 例节段型和 17 例局限型随访 5 年，完全复色的患者分别占 84% 和 73%。

另外，细胞培养液中的 TPA 能够有效地促进黑素细胞的增殖，但是存在致癌的危险性，黑素细胞经含 TPA 的培养基中培养后移植的安全性尚待进一步探讨。有些学者用碱性成纤维细胞生长因子和联丁酰基环腺苷酸（dbc AMP）作为添加剂，替代 TPA 原代培养黑素细胞自体移植治疗白癜风取得了较好的疗效。

（4）表皮细胞悬液移植：表皮细胞悬液移植即非培养的黑素细胞移植，1992 年 Gauthier 等报道用含角质形成细胞的非培养黑素细胞移植治疗白癜风获得成功。

方法：①将所取表皮置于 5 mL 离心管中，加入 0.25% 胰蛋白酶 5 mL，置于 4 ℃冰箱冷消化 4~8 小时，再置于 37 ℃恒温箱中消化 30 分钟，用吸管反复吹打成单细胞悬液，2 000 r/min 离心 5 分钟，弃上清液，再加入 5 mL 10% SILAC PHOS PRO LYS（RPMI）1640 细胞培养液将沉淀制备成细胞悬液（主要含角质形成细胞和黑素细胞），采用血细胞计数板测定细胞浓度，调整细胞浓度为 1×10^{10}/L；②移植：将白斑区用 1% 利多卡因局部麻醉后，用皮肤磨削机打磨白斑区表皮，至出现针尖样出血点，将所制备的细胞悬液均匀涂布于打磨后的受皮区创面，并用凡士林薄纱条覆盖，纱布包扎固定，10 日后除去包扎纱布。移植后 3 周左右，局部出现点状色素沉着，逐渐融合向外扩大，2~3 个月可形成 1 倍于水疱面积的色素斑，成功率超过 70%。

van Geel 等为了提高黑素细胞的黏附能力，在悬液中加入了透明质酸，并在移植后 3 周给予长波紫外线照射或中波紫外线治疗，获得了满意的疗效。Olsson 等用基底层浓缩液移植治疗 20 例白癜风患者成功率达 85%。2004 年 van Geel 等进行了一项前瞻性、双盲、随机、安慰药对照实验，应用自体表皮细胞悬液移植治疗 28 例白癜风患者，共 33 对对称分布的白斑皮损，19 例为稳定期白癜风，还有 9 例是否是稳定期白癜风还有疑问，将富含透明质酸的细胞移植物移植于稳定期白癜风皮损，而配对的皮损用安慰药治疗，同时进行紫外线照射。随访 3~12 个月，结果发现试验前严格筛选出的稳定期白癜风，移植治疗后至少 70% 的面积再出现色素，色素主要由所移植的黑色素细胞产生。以上研究均说明表皮细胞悬液移植治疗稳定期白癜风有很好的疗效。而且其最大的优点是安全性好，操作简便，与自体表皮移植治疗白癜风的方法相比，治疗面积明显扩大。对于大面积白斑和一次治疗不理想的患者还可进行多次移植治疗。不足之处是易产生点状色素沉着，着色不均匀，与周围正常皮肤的色素有一定的差异，这些有待进一步研究、改进。

综上所述，移植通常在非外科治疗白癜风失败的情况下进行，要获得成功的移植效果，患者的选择是尤其重要的。白癜风必须处于稳定期，且患者对治疗充满信心。尽管如此，仍有一些患者移植部位色素脱失，甚至白斑的范围扩大。针对这些现象，一些学者提出术前先进行微移植试验，即通过先试 3~5 个小移植皮片，观察其疗效，再决定是否进行全面移植，这能提高移植的成功率。以上几种移植治疗白癜风的不同方法，其选择因人而异，且主要根据白斑的部位和大小。自体表皮细胞移植适用于病灶孤立的小面积皮肤白斑，它治疗范围虽不及自体培养的黑素细胞移植大，但无须添加特殊成分，安全性好，操作简便。自体黑素细胞移植可以用少量供皮区治疗大面积皮损，移植后色素恢复效果更好、更均匀，很有前景。同种异体黑素细胞移植技术尚在探索阶段，取得成功的病例极少，且易产生排斥反应。但移植异体黑素细胞可以解决对大面积皮片的需求，建立一个细胞库，可以避免自体取皮。不管采用何种移植都应该小心谨慎，因为关于细胞移植的临床经验并不多，有的还在研究和探索阶段。

5. 生物反馈疗法

生物反馈疗法是借助于现代仪器将机体内的生物信号加以放大处理，并通过仪器及时、准确地以视觉或听觉的形式显示出来，自我调整偏离正常的反馈信息，使机体从无序状态调整为有序状态，从而起到调节机体整体功能作用的一种治疗方法。这种对身体有益无害的全身调节性疗法，被形容为"绿色疗法"。目前此疗法已被广泛应用于各种心身疾病，并取得了显著成效。

白癜风的发病可概括为生物、心理、社会 3 个方面，其中心理、社会因素在白癜风的发病中占有重要的地位。通过对白癜风患者的遗传、心理、社会等因素进行综合分析，并结合临床，可知精神、神经因素对白癜风的发病和病情影响较大。对有精神紧张现象的白癜风患者应用生物反馈疗法，可使其急躁的心情平静、情绪稳定，增强对突发事件的承受能力，部分患者的病情可得以控制或自行缓解。

一般认为，机体内脏活动受自主神经控制，不受人的意识支配，不能随意调控，但通过运用操作性条件反射原理，可训练个体用有意识的理念来控制内脏活动。在训练过程中，被试者内脏器官包括肌肉、皮肤等生理活动的信号，通过仪器进行放大处理后，以听觉或视觉的形式呈现给被试者，使其了解有意识的活动对内脏器官的影响情况，并逐渐发现和掌握某些有意识的活动可以调整内脏器官的活动，学会用意识来控制机体的活动。训练方法包括被动集中注意训练、塑造技术、认识放松训练、防干扰思想练习等。

（1）被动集中注意训练：被训者在训练过程中，放弃做意志努力而采取被动注意的练习，使身心处于一种自然放松状态，将注意力放开，从而打破长期紧张的生活模式。

（2）塑造技术：利用一定的方法，逐渐扩大放松训练的成果，使被训者运用放松技术处理日常生活中的应激事件。训练过程中，要求被训者掌握放松时感受到的机体感觉或状态，以便能够在没有反馈信号的情况下，仍能保留有反馈信号时的机体感觉而维持放松状态。

（3）认识放松训练：被训者通过对急躁情绪、思维活动等对机体影响情况的认知，清楚自己的心理活动与其应激反应之间的关系，逐渐学会如何控制心理活动而维持身心放松状态。

（4）防干扰思想练习：被训者对训练过程中出现非训练要求思维活动的干扰时，不要有意识去排除或试图去控制它，而是继续原来的训练，并进行下一个训练内容，久之这种干扰训练要求的思维活动便会自动消除，而按训练要求进行练习。

生物反馈疗法本质是一种心理（行为）治疗，其疗效除受被训者的依从性及其对生物反馈疗法训练技术掌握程度的影响外，医务人员的态度和行为也是影响治疗效果的重要因素。因此，医务人员崇高的医德、良好的精神面貌、认真负责的工作作风、耐心细致的技术指导、热情周到的服务、融洽的医患关系，以及对患者始终的人性化关怀等，能够帮助患者掌握生物反馈治疗技术，耐心接受训练，并扩大对该疗法的需求，真正起到身心放松的作用。

6. 遮盖疗法

（1）遮盖剂：又称美容疗法，是指含染料的化妆品涂擦白斑处，便颜色接近周围正常皮肤色泽的一种疗法。这是一种暂时性美容法，是被动治疗，且疗效短暂，多因社交需要而使用。不适合于进展期及泛发性白斑，常用、久用会影响白癜风的治疗效果。

目前对白癜风能起到遮盖作用的产品大概有两类，以高岭土为主要成分的遮盖霜和0.2% ~5%二羟基丙酮乙醇，前者和普通的化妆品一样，可以擦掉或洗掉；而后者可以和皮肤的角质细胞结合，形成与肤色近似的颜色，但2~3日后颜色会随着皮肤角层细胞的脱落逐渐变淡，一般2周后可完全消失。遮盖霜类的产品没有治疗作用，因此无须添加其他有治疗作用的成分，一般没有不良反应。尽管遮盖能起到暂时的美容作用，但由于可遮挡阳光中的紫外线，因此反而对白癜风的治疗不利，所以一般不提倡。

（2）纹色法：在顽固性的白癜风治疗中，可以通过纹色法将带有色素的非致敏性氧化铁植入白斑处起遮盖作用。

7. 中医治疗

多用辨证论治、中成药、针灸疗法等。

（傅锦程）

第四节　色素痣

色素痣又称黑素细胞痣、痣细胞痣，是黑素细胞的良性肿瘤之一，大多发生于儿童或未成年人，除在有毛皮肤发生外，无毛发皮肤及眼结膜和眼色素层内也可发生。虽然色素痣有恶变倾向，但发生率极低，据估计，每个色素痣恶变为黑素瘤的概率约为1/1 000 000,因此不必对典型的色素痣进行广泛的预防性切除。一般在临床上根据痣的发生时间分为后天性普通痣和先天性痣。

一、后天性普通痣

1. 临床表现

（1）后天性普通痣可发生于不同年龄组，婴儿期少见，随年龄增长而增多，往往在青春发育期明显增多。全身所有部位均可发生，好发于头、颈及躯干。

（2）皮疹可表现为斑疹、丘疹、结节，表面可光滑、乳头瘤状或疣状，可有蒂，逐渐增大，但增大到一定程度后不再变化，直径常小于6 mm，不会自然消退。皮损常左右对称，边界清楚，色泽均匀，可呈棕色、褐色、蓝黑色或黑色，也可呈正常肤色、淡黄色或暗红色。

（3）后天性普通痣数目不一，可为单个、数个甚至数十个，一般均在数个以上，有些皮损可贯穿短而粗的毛发。

（4）临床上如果出现下列情况要进行活检排除恶变：①30 岁以上发生新的色素损害；②单个痣突然变黑或迅速增大；③反复发生感染或易受外伤；④自然出血、溃破、结痂、周围出现卫星状损害、数个痣融合成块、邻近淋巴结无明显诱因肿大。

（5）黑素细胞痣在妊娠或口服避孕药时色素明显增加。但尚无证据表明会刺激痣细胞的恶变。

2. 诊断

根据病史和临床表现、组织病理学有痣细胞存在，诊断不难。

（1）多发生于儿童及青年期。

（2）皮损表现为斑疹、丘疹或结节，大小多在数毫米以内，皮疹颜色不一，但均匀一致。

（3）组织病理色素细胞痣按痣细胞在皮肤内的位置，在组织学上分为 3 种类型：①交界痣，痣细胞在表皮和真皮交界处，排列成巢状，痣细胞主要为透明痣细胞，也有上皮细胞样痣细胞，偶见梭形痣细胞，交界痣临床多见于足底、手掌、生殖器部位；②混合痣，在真表皮交界处可见数量不等的痣细胞，同时可见痣细胞呈巢状排列于真皮层内；③皮内痣，痣细胞完全位于真皮内。

3. 鉴别诊断

临床上需与雀斑、雀斑样痣、脂溢性角化、色素性基底细胞癌、蓝痣、化脓性肉芽肿、组织细胞瘤或黑素瘤进行鉴别，通过临床表现和组织病理不难鉴别。

4. 治疗

一般无须治疗。发生在掌跖、腰围、腋窝、腹股沟、肩部等处或易受摩擦受损的部位，或出现恶变倾向时，应及早完全切除。皮损范围较大时，切除后植皮。另外，可采用激光、电凝治疗，但应注意治疗要彻底，否则残留痣细胞容易复发，反复发作或刺激可以引起恶变。

二、先天性痣

1. 临床表现

（1）先天性痣较常见，发病率为 0.6% ~1.6%，约 10% 有恶变的倾向。

（2）皮损出生即有，常多发，传统分为 3 类：直径 <1.5 cm 为先天性小痣；直径 1.5 ~20 cm 为中等大小先天性痣；直径 >20 cm 为先天性巨痣，常覆盖整个肢体或大片躯干皮肤。

（3）皮疹表现为深褐色或黑褐色大小不等斑块，稍隆起，表面不规则，有小乳头状突起，界限清楚，早期即有黑色毛发生长，部分皮疹外形奇特。

2. 诊断

（1）出生后即发现皮疹。

（2）皮疹大小不一，为深褐色或黑褐色大小不等的斑块。

（3）组织病理表皮角化过度，棘层肥厚和乳头瘤样增生常见，痣通常由弥漫浸润的黑素细胞组成，可从真皮乳头至深部网状层，常累及皮下脂肪的纤维间隔，少有形成散在细胞巢的趋势。痣细胞还常可累及表皮附属器。临床上需与先天性普通痣、恶性黑素瘤鉴别。根据组织学特征容易鉴别，其浸润深度尤为重要。

3. 鉴别诊断

后天性普通痣多发生于儿童及青年，皮疹一般为 6 mm 以下的斑疹或丘疹，表面光滑或呈乳头瘤状。

4. 治疗

因先天性色素痣有恶变倾向，应尽可能完全切除。切除有困难时应定期随访。

（傅锦程）

第五节　黑变病

黑变病是一组以暴露部位为主的弥漫性色素沉着性皮肤病，多见于面颈部皮肤，好发于中年女性。

一、临床特点

尽管不同病因引起的黑变病有不同特点，但共同的特征是弥漫性皮肤色素沉着。皮损主要累及面部，开始于颧、颞部，逐渐向前额、颊、耳后及颈侧扩展，少数可波及上胸部及臂部。多数皮损初起为红斑、微肿胀，日晒后有瘙痒感。数月后逐渐出现弥漫性的色素沉着斑，灰褐色或紫褐色，边界不清。典型的皮损发展应有 3 期：①炎症期，局部轻度红斑，日晒后有瘙痒和灼热感，少量糠秕状脱屑；②色素沉着期，红斑消退，留有色素沉着斑，呈淡褐、黑褐色，患处可弥漫覆盖微细鳞屑，似"粉尘"外观，可伴有毛细血管扩张；③萎缩期，色素沉着处出现皮肤轻度凹陷性萎缩。进展缓慢，自觉症状不明显。

无论是何种病因引起的黑变病，如果病因不去除，均有慢性进行性加重倾向。外源性原因导致发病者，除皮损外，多不累及黏膜；内源性病因诱发者除皮肤表现外，常伴有黏膜部位受累，如大肠小肠黑变病。

二、病因与发病机制

很多原因都可促发本病，部分患者无明确的诱发因素。由于病因不同，其命名也不同，常见的有瑞尔（Riehl）黑变病、焦油黑变病和 Civatte 皮肤异色病 3 种。有学者认为，几种黑变病是一个病的不同阶段，其致病原因主要是日光照射及接触化学物质（尤其是具光敏性的物质）。长期接触沥青、煤焦油、石油及其制品，其中含有蒽、菲、萘等化合物，具有很强的光敏作用，在日光照射下可使暴露部位皮肤产生炎症，留有色素沉着。有些化妆品中含有矿物油及烃类化合物、香料、表面活化剂和防腐剂等，它们具有一定的光敏性，长期外用可诱发光敏性皮炎、黑素代谢紊乱和皮肤色素沉着。近年来多倾向认为与化妆品（如油彩、颜料、香料、防腐剂）的刺激，煤焦油的衍生物、石油、苦味酸及汞、银、铋和砷剂等物质接触，以及口服避孕药、氯丙嗪等药物密切相关。内分泌功能障碍（如性腺、垂体、肾上腺皮质、甲状腺疾病等）可诱发本病。也有不少患者甚至儿童没有接触任何焦油、化妆品、药物而不知不觉产生皮损，所以营养状况及其他内在因素可能也是本病的诱发因素。

三、组织病理

表皮轻度角化过度，棘层细胞间水肿，基底细胞层液化变性，真皮乳头下层黑素大量增加并可见较多噬黑素细胞，真皮浅层血管周围淋巴细胞及组织细胞浸润。

四、诊断与鉴别诊断

根据暴露部位出现弥漫性色素沉着，有长期接触光敏性物质史者诊断不难。但需与下列疾病鉴别。

1. 黄褐斑

主要为面中部色素沉着斑，常对称分布，由于黑素仅沉着于表皮内，常呈淡褐色，边界清楚，局部无炎症及鳞屑，也无毛细血管扩张。

2. 艾迪生病

除面部外，还可见于非暴露部位的皮肤黏膜、皱襞处色素沉着，无明显炎症，患者有肾上腺皮质功能低下症状，实验室检查有确诊意义。

3. 炎症后色素沉着

色素沉着出现以前多有原发病史，皮损比较广泛，多数为大小不等的片状色素斑。

五、治疗

首先应仔细询问各种可能的诱发因素并去除。尽量避免曝晒，避免接触和外用某些具光敏性的化妆品。怀疑与职业有关者，应加强劳动保护，确定因职业环境因素致病者，应调离发病环境。对可疑致敏物质做光斑贴试验，对寻找发病原因有一定帮助。

药物治疗效果不理想，局部治疗和系统治疗同黄褐斑。

（黄　荷）

第十二章

性传播疾病

第一节 梅毒

梅毒是一种由梅毒螺旋体引起的慢性、全身性的性传播疾病，主要传播途径是性接触，也可通过胎盘、血液及其他非性接触途径传播。该病临床经过缓慢，几乎可侵犯全身各个系统，在临床表现方面，可以多年无症状而呈潜伏状态，也可以产生多种多样的症状与体征，易与其他疾病混淆。

通常根据传染途径分为后天获得性梅毒和先天梅毒（胎传梅毒）；根据病程的长短分为早期梅毒和晚期梅毒，早期梅毒病程在 2 年以内，晚期梅毒病程长于 2 年。其中早期获得性梅毒又分为一期梅毒、二期梅毒及早期潜伏梅毒；晚期获得性梅毒包括三期梅毒及晚期潜伏梅毒。

（一）一期梅毒

1. 临床表现

（1）硬下疳：潜伏期一般为 2～4 周。多为单发，也可多发；直径为 1～2 cm，为圆形或椭圆形潜在性溃疡，界限清楚，边缘略隆起，创面清洁；触诊基底坚实、浸润明显，呈软骨样的硬度；无明显疼痛或触痛。多见于外生殖器部位。

（2）腹股沟或患部近卫淋巴结肿大：可为单侧或双侧，不痛，相互孤立而不粘连，质硬，不化脓破溃，其皮肤表面无红、肿、热。

（3）一般无全身症状。

（4）自然病程 3～6 周，愈后不留瘢痕或留有浅表瘢痕。

2. 诊断要点

（1）流行病学史：有多个性伴侣，不安全性行为，或性伴侣感染史。

（2）临床表现：符合一期梅毒的临床表现。

（3）实验室检查。

1）暗视野显微镜检查：皮肤黏膜损害或淋巴结穿刺液可查见梅毒螺旋体。

2）非梅毒螺旋体抗原血清学试验（USR 或 RPR）：阳性。如感染不足 3 周，该试验可为阴性，应于感染 4 周后复查。硬下疳出现后 6～8 周，全部患者血清学反应呈阳性。

3）梅毒螺旋体抗原血清学试验（rPPA、TPHA 或 FrA-ABS）阳性，少数可阴性。

3. 诊断分类

（1）疑似病例：根据临床表现和非梅毒螺旋体抗原血清学试验阳性，可有或无流行病学史。

（2）确诊病例：应同时符合疑似病例的要求和暗视野显微镜检查阳性、梅毒螺旋体抗原血清学试验阳性中的任一项。

4. 鉴别诊断

（1）硬下疳：需与软下疳、生殖器疱疹、性病性淋巴肉芽肿、糜烂性龟头炎、白塞（Behcet）综合征、固定型药疹、皮肤结核等发生在外阴部的红斑、糜烂和溃疡鉴别。梅毒螺旋体血清学试验可明确诊断。

（2）梅毒性腹股沟淋巴结肿大：需与软下疳、性病性淋巴肉芽肿引起的腹股沟淋巴结肿大鉴别。梅毒螺旋体血清学试验可明确诊断。

（二）二期梅毒

1. 临床表现

（1）二期梅毒患者可有一期梅毒史，病程在 2 年以内。

（2）早期有低热、头痛、流泪；咽喉疼痛及肌肉骨关节痛等症状。

（3）皮损呈多形性，包括斑疹、斑丘疹、丘疹、鳞屑性皮损、毛囊炎及脓疱疹等，常泛发。掌跖部易见暗红斑及脱屑性斑丘疹。外阴及肛周皮损多为丘疹及疣状斑片。皮损一般无自觉症状，可有瘙痒。口腔可发生黏膜斑。可发生虫蚀样脱发。二期复发梅毒皮损数目较少，皮损形态各异，常呈环状或弓形或弧形。

（4）偶见骨膜炎、关节炎、眼部损害及神经系统受累。

（5）自然病程 2～6 周，约 25% 患者会反复发作，成为二期复发梅毒。

2. 诊断要点

（1）流行病学史：常有硬下疳史，多个性伴侣、不安全性行为史或性伴侣感染史，或有输血史。

（2）临床表现：符合二期梅毒的临床表现。

（3）实验室检查。

1）暗视野显微镜检查：二期皮损尤其扁平湿疣及黏膜斑，易查见梅毒螺旋体。

2）非梅毒螺旋体抗原血清学试验：阳性。

3）梅毒螺旋体抗原血清学试验：阳性。

3. 诊断分类

（1）疑似病例：根据临床表现和非梅毒螺旋体抗原血清学试验阳性，可有或无流行病学史。

（2）确诊病例：应同时符合疑似病例的要求和暗视野显微镜检查阳性、梅毒螺旋体抗原血清学试验阳性中的任一项。

4. 鉴别诊断

二期梅毒皮损形态多样，需与多种皮肤病相鉴别，一般皮损暗视野显微镜检查梅毒螺旋体或梅毒血清学检查可明确诊断。

（1）梅毒性斑疹：需与玫瑰糠疹、银屑病、扁平苔藓、手足癣、白癜风、花斑癣、药疹、多形红斑、远心性环状红斑等鉴别。

（2）梅毒性丘疹和扁平湿疣：需与银屑病、体癣、扁平苔藓、毛发红糠疹、尖锐湿疣等鉴别。

（3）梅毒性脓疱疹：需与各种脓疱病、脓疱疮、臁疮、雅司等鉴别。

（4）黏膜梅毒疹：需与传染性单核细胞增多症、地图舌、鹅口疮、扁平苔藓、麻疹、化脓性扁桃体炎等鉴别。

（5）梅毒性脱发：需与斑秃鉴别。

（三）三期梅毒

1. 临床表现

（1）三期梅毒：患者可有一期或二期梅毒史，病程 2 年以上。

（2）常有皮肤黏膜、骨关节、内脏、心血管系统或神经系统受累的症状。

（3）晚期良性梅毒表现。

1）皮肤树胶样肿：好发于下肢、面部、臀部、头部及掌跖部，表现为暗红色或古铜色结节或斑块，可发生溃疡，中心破溃后有生橡胶样分泌物流出，愈后中心色素减退，周围色素沉着。

2）黏膜树胶样肿：好发于腭部、咽喉部、舌部及鼻中隔，硬腭及鼻中隔损害容易发生穿孔。

3）结节性梅毒疹：好发于四肢伸侧及大关节附近，对称分布，表现为皮下结节，不发生破溃。

4）骨梅毒：好发于长骨，尤其是胫腓骨；表现为骨膜炎、骨炎及骨髓炎。

5）眼梅毒：好发于角膜，表现为角膜炎，引起角膜浑浊或角膜穿孔，严重时导致失明。

（4）内脏梅毒：受累脏器包括肝、食管、胃、喉、眼、睾丸及造血系统，临床上较少见。

（5）心血管梅毒：包括单纯性主动脉炎、主动脉瓣关闭不全、冠状动脉狭窄及主动脉瘤等。

（6）神经梅毒：包括无症状神经梅毒、梅毒性脑膜炎、脑血管梅毒、麻痹性痴呆及脊髓结核等。

2. 诊断要点

（1）流行病学史：有早期梅毒的病史、有多个性伴侣、不安全性行为史或性伴侣感染史。

（2）临床表现：符合三期梅毒的临床表现。

（3）实验室检查。

1）梅毒血清学检查：非梅毒螺旋体抗原血清学试验（USR 或 RPR）阳性，梅毒螺旋体抗原血清学试验（TPPA、TPHA 或 FTA-ABS）阳性。

2）脑脊液检查：白细胞计数 $\geq 10 \times 10^6$/L，蛋白量 >500 mg/L，且无其他引起这些异常的原因；荧光梅毒螺旋体抗体吸收试验（FTA-ABS）及性病研究实验室玻片试验（VDRL）阳性。

3）组织病理：有三期梅毒的组织病理改变。

3. 诊断分类

（1）疑似病例：根据临床表现和非梅毒螺旋体抗原血清学试验阳性，可有或无流行病学史。

（2）确诊病例：应同时符合疑似病例的要求和暗视野显微镜检查阳性、梅毒螺旋体抗原血清学试验阳性中的任一项。

4. 鉴别诊断

（1）结节性梅毒疹：需与寻常狼疮、结节病、瘤型麻风等鉴别。

（2）树胶肿：需与寻常狼疮、瘤型麻风、硬红斑、结节性红斑、小腿溃疡、脂膜炎、癌肿等鉴别。

（3）神经梅毒：梅毒性脑膜炎需与结核性脑膜炎、隐球菌性脑膜炎、钩端螺旋体病引起的脑膜炎等相鉴别。脑膜血管梅毒需与各种原因引起的脑卒中鉴别。麻痹性痴呆需与脑肿瘤、动脉硬化、阿尔茨海默病（老年性痴呆）、慢性乙醇中毒和癫痫发作等鉴别。脊髓结核需与埃迪（Adie）综合征、糖尿病性假脊髓结核等鉴别。

（4）心血管梅毒：梅毒性主动脉瘤需与主动脉硬化症鉴别。梅毒性冠状动脉病需与冠状动脉粥样硬化鉴别。梅毒性主动脉瓣闭锁不全需与感染性心内膜炎、先天性瓣膜畸形等引起的主动脉瓣闭锁不全鉴别。

（四）后天获得性潜伏梅毒

1. 临床表现

（1）早期隐性梅毒：病程在2年内，根据下列标准来判断。①在过去2年内，有明确的非梅毒螺旋体抗原试验由阴转阳，或其滴度较原先升高达4倍或更高；②在过去2年内，有符合一期或二期梅毒的临床表现。

（2）晚期隐性梅毒：病程在2年以上。无法判断病程者视为晚期隐性梅毒。

（3）无论早期或晚期隐性梅毒，均无梅毒的临床表现。

2. 诊断要点

（1）流行病学史：有多个性伴侣、不安全性行为史或性伴侣感染史，或有输血史。

（2）临床表现：无梅毒的临床症状和体征。

（3）实验室检查。

1）梅毒血清学检查：非梅毒螺旋体抗原血清学试验（USR 或 RPR）阳性，梅毒螺旋体抗原血清学试验（TPPA、TPHA 或 FTA-ABS）阳性。

2）脑脊液检查无异常。

3. 诊断分类

（1）疑似病例：根据临床表现和非梅毒螺旋体抗原血清学试验阳性，可有或无流行病学史。

（2）确诊病例：应同时符合疑似病例的要求和暗视野显微镜检查阳性、梅毒螺旋体抗原血清学试验阳性中的任一项。

（五）先天梅毒

1. 临床表现

（1）早期先天梅毒：一般在2岁以内发病，类似于获得性二期梅毒，发育不良，皮损常为红斑、丘疹、扁平湿疣、水疱及大疱；梅毒性鼻炎及喉炎；骨髓炎、骨软骨炎及骨膜炎；可有全身淋巴结肿大、肝脾大、贫血等。

（2）晚期先天梅毒：一般在 2 岁以后发病，类似于获得性三期梅毒。出现炎症性损害（间质性角膜炎、神经性耳聋、鼻或腭树胶肿、克勒顿关节、胫骨骨膜炎等）或标记性损害（前额圆凸、马鞍鼻、佩刀胫、胸锁关节骨质肥厚、赫秦生齿、腔口周围皮肤放射状皲裂等）。

（3）隐性先天梅毒：先天梅毒未经治疗，无临床症状，梅毒血清学试验阳性，脑脊液检查正常，年龄小于 2 岁者为早期隐性先天梅毒，大于 2 岁者为晚期隐性先天梅毒。

2. 诊断要点

（1）流行病学史：生母为梅毒患者。

（2）临床表现：符合先天梅毒的临床表现。

（3）实验室检查。

1）暗视野显微镜检查：在早期先天梅毒儿的皮肤黏膜损害或胎盘中可以查到梅毒螺旋体。

2）非梅毒螺旋体抗原血清学试验：阳性。其抗体滴度高于母亲 4 倍或以上有确诊意义。

3）梅毒螺旋体抗原血清学试验：阳性。其 IgM 抗体检测阳性有确诊意义。血清 19s-IgM-FrA-ABS 试验阳性。

3. 诊断分类

（1）疑似病例：根据临床表现和非梅毒螺旋体抗原血清学试验阳性，可有或无流行病学史。

（2）确诊病例：应同时符合疑似病例的要求和暗视野显微镜检查阳性、梅毒螺旋体抗原血清学试验阳性中的任一项。

（六）梅毒的治疗、随访与特殊情况处理

1. 治疗原则

（1）及早发现，及时治疗：早期梅毒经充分足量治疗，90% 以上的早期患者可以达到根治的目的，而且越早治疗效果越好。

（2）剂量足够，疗程规则：不规则治疗可增加复发机会及促使晚期损害提前发生。

（3）治疗后要经过足够时间的追踪观察。

（4）对性伴侣应同时进行检查和治疗，以免交叉感染。

2. 治疗方案

（1）早期梅毒：包括一期、二期及病期在 2 年以内的潜伏梅毒。

推荐方案：普鲁卡因青霉素 G 每日 80 万 U，肌内注射，连续注射 15 日；或苄星青霉素 240 万 U，分为两侧臀部肌内注射，每周 1 次，共 2 次。

替代方案：头孢曲松 250～500 mg，每日 1 次，肌内注射，连续注射 10 日。

对青霉素过敏者可选用以下药物：多西环素 100 mg，每日 2 次，连服 15 日；米诺环素 100 mg，每日 2 次，连服 15 日；盐酸四环素 500 mg，每日 4 次，连服 15 日（肝、肾功能不全者禁用）；红霉素 500 mg，每日 4 次，连服 15 日。

（2）晚期梅毒（三期皮肤、黏膜、骨骼梅毒，晚期潜伏梅毒或不能确定病期的潜伏梅

毒）及二期复发梅毒。

推荐方案：普鲁卡因青霉素 G 每日 80 万 U，肌内注射，连续 20 日为 1 个疗程，也可考虑给第二疗程，疗程间停药 2 周；苄星青霉素 240 万 U，分为两侧臀部肌内注射，每周 1 次，共 3 次。

对青霉素过敏者可选用以下药物：多西环素 100 mg，每日 2 次，连服 30 日；米诺环素 100 mg，每日 2 次，连服 30 日；盐酸四环素 500 mg，每日 4 次，连服 30 日（肝、肾功能不全者禁用）；红霉素 500 mg，每日 4 次，连服 30 日。

（3）心血管梅毒。

推荐方案：如有心力衰竭，首先治疗心力衰竭，待心功能可代偿时，可注射青霉素，但从小剂量开始以避免发生吉海反应，造成病情加剧或死亡。水剂青霉素 G，第 1 日 10 万 U，一次肌内注射；第 2 日 10 万 U，分 2 次肌内注射；第 3 日 20 万 U，分 2 次肌内注射；自第 4 日起按下列方案治疗：普鲁卡因青霉素 G 每日 80 万 U，肌内注射，连续 15 日为 1 个疗程，总剂量 1 200 万 U，共 2 个疗程（或更多），疗程间停药 2 周。不用苄星青霉素。

对青霉素过敏者可选用以下药物：多西环素 100 mg，每日 2 次，连服 30 日；米诺环素 100 mg，每日 2 次，连服 30 日；盐酸四环素 500 mg，每日 4 次，连服 30 日（肝、肾功能不全者禁用）；红霉素 500 mg，每日 4 次，连服 30 日。

（4）神经梅毒。

推荐方案：水剂青霉素 G　1 800 万 ～ 2 400 万 U，静脉滴注（300 万 ～ 400 万 U，每 4 小时 1 次），连续 10 ～ 14 日。继以苄星青霉素 G 每周 240 万 U，肌内注射，共 3 次；或普鲁卡因青霉素 G 每日 240 万 U，一次肌内注射，同时口服丙磺舒，每次 0.5 g，每日 4 次，共 10 ～ 14 日。必要时，继以苄星青霉素 G 每周 240 万 U，肌内注射，共 3 次。

替代方案：头孢曲松，每日 2 g，肌内注射或静脉注射，连续 10 ～ 14 日。

对青霉素过敏者可选用以下药物：多西环素 100 mg，每日 2 次，连服 30 日；米诺环素 100 mg，每日 2 次，连服 30 日；盐酸四环素 500 mg，每日 4 次，连服 30 日（肝、肾功能不全者禁用）；红霉素 500 mg，每日 4 次，连服 30 日。

（5）早期先天梅毒（2 岁以内）。

推荐方案：脑脊液异常者水剂青霉素 G 10 万 ～ 15 万 U/（kg·d），出生后 7 日以内的新生儿以每次 5 万 U/kg，静脉注射每 12 小时 1 次；出生 7 日以后的婴儿每 8 小时 1 次，直至总疗程 10 ～ 14 日；或普鲁卡因青霉素 G 5 万 U/（kg·d），肌内注射，每日 1 次，疗程 10 ～ 14 日。

脑脊液正常者：苄星青霉素 G 5 万 U/kg，一次注射（分两侧臀肌）。如无条件检查脑脊液，可按脑脊液异常者治疗。

（6）晚期先天梅毒（2 岁以上）。

推荐方案：普鲁卡因青霉素 G 5 万 U/（kg·d），肌内注射，连续 10 日为 1 个疗程。对较大儿童的青霉素用量，不应超过成人同期患者的治疗量。

替代方案：对青霉素过敏者，可用红霉素 7.5 ～ 12.5 mg/（kg·d），分 4 次口服，连服 30 日。8 岁以下儿童禁用四环素。

3. 随访

梅毒经足量规则治疗后，应定期随访观察，包括全身体检和复查非梅毒螺旋体抗原血清学试验滴度，以了解是否治愈或复发。

（1）早期梅毒。

1）随访时间：随访 2~3 年，第 1 次治疗后隔 3 个月复查，以后每 3 个月复查 1 次，1 年后每半年复查 1 次。

2）复发：如非梅毒螺旋体抗原血清学试验由阴性转为阳性或滴度升高 4 倍以上，属血清复发；或有临床症状复发，均应加倍量复治（治疗 2 个疗程，疗程间隔 2 周），还要考虑是否需要做腰椎穿刺进行脑脊液检查，以观察中枢神经系统有无梅毒感染。通常一期梅毒在 1 年内，二期梅毒在 2 年内，血清可阴转。

3）血清固定现象：少数患者在正规抗梅治疗后，非梅毒螺旋体抗体滴度下降至一定程度（一般≤1∶8）即不再下降，而长期维持在低滴度（甚至终生）。其原因可能为：抗梅毒药物剂量不足、治疗不规则或使用非青霉素药物治疗；梅毒的病程长，开始治疗的时间晚；有过复发或再感染，体内仍有潜在的病灶；发生隐性神经梅毒；合并 HIV 感染。对于血清固定者，如因药物剂量不足或治疗不规则者应该补治一个疗程；进行全面体检，包括神经系统和脑脊液检查，以早期发现无症状神经梅毒、心血管梅毒。必要时做 HIV 检测。严格定期复查，包括全身体检及血清随访。如滴度有上升趋势，应予复治。

（2）晚期梅毒：需随访 3 年，第 1 年每 3 个月 1 次，以后每半年 1 次。对血清固定者，如临床上无复发表现，并除外神经、心血管及其他内脏梅毒，可不必再治疗，但要定期复查血清滴度，随访 3 年以上判断是否终止观察。

（3）心血管梅毒及神经梅毒：需随访 3 年以上，除定期做血清学检查外，还应由专科医师终生随访，根据临床症状进行相应处理。神经梅毒治疗后 3 个月做第 1 次检查，包括脑脊液检查，以后每 6 个月 1 次，直到脑脊液正常。此后每年复查 1 次，至少 3 年。无症状性神经梅毒、梅毒性单纯性主动脉炎可完全治愈；但梅毒主动脉瓣闭锁不全、冠状动脉口狭窄、梅毒性主动脉瘤及有症状的神经梅毒等，虽经充分治疗，其症状和体征也难以完全改善。

4. 判愈

梅毒的判愈标准分为临床治愈和血清治愈。

（1）临床治愈。

1）判断标准：一期梅毒（硬下疳）、二期梅毒及三期梅毒（包括皮肤、黏膜、骨骼、眼、鼻等）损害愈合消退，症状消失。

2）以下情况不影响临床判断：①继发或遗留功能障碍（视力减退等）；②遗留瘢痕或组织缺损（鞍鼻、牙齿发育不良等）；③梅毒损害愈合或消退，梅毒血清学反应仍阳性。

（2）血清治愈：抗梅毒治疗后 2 年以内梅毒血清反应（非梅毒螺旋体抗原试验）由阳性转变为阴性，脑脊液检查阴性。

5. 性伴侣的处理

通知梅毒患者的性伴侣，进行相应的检查和治疗。

（1）通知检查：对于一期梅毒患者，应通知其近 3 个月内的性伴侣；二期梅毒，通知其近 6 个月的性伴侣；早期潜伏梅毒，通知其近 1 年的性伴侣；晚期潜伏梅毒，通知其配偶或过去数年的所有性伴侣；先天梅毒，对其生母及生母的性伴侣进行检查。

（2）治疗：如果性伴侣的梅毒血清学检查阳性，应立即开始驱梅治疗。如果为阴性，推荐在6周后和3个月后再次复查。如果不能保证其后的随访检查，建议进行预防性驱梅治疗。同样，如果性伴侣无法立即做血清学检查，也应进行预防性驱梅治疗。早期梅毒的传染性强，因此，在3个月之内有过性接触者，无论血清学检查结果如何，都应考虑进行预防性驱梅治疗。

6. 特殊情况的处理

（1）妊娠期梅毒。

1）治疗：妊娠早期，治疗是为了使胎儿不受感染；妊娠晚期，治疗是为了使受感染的胎儿在分娩前治愈，同时也治疗孕妇。对分娩过早期先天梅毒儿的母亲，虽无临床症状，血清反应也阴性，仍需进行适当的治疗。治疗原则与非妊娠患者相同，但禁用四环素、多西环素及米诺环素。

推荐方案：普鲁卡因青霉素G每日80万U，肌内注射，连续注射15日；或苄星青霉素240万U，分为两侧臀部肌内注射，每周1次，共3次。

替代方案：对青霉素过敏者，用红霉素治疗（禁用四环素）。用法及剂量与非妊娠患者相同，但其所生婴儿应用青霉素再治疗，因红霉素不能通过胎盘；或头孢曲松钠250~500 mg，肌内注射，每日1次，连用10日。

上述方案在妊娠最初3个月内，应用1个疗程；妊娠末3个月应用1个疗程。治疗后每月做1次定量USR或RPR试验，观察有无复发及再感染。

青霉素过敏用上述方法治疗者，在停止哺乳后，要用多西环素复治。早期梅毒治疗后分娩前应每月检查1次梅毒血清反应，如3个月内血清反应滴度未下降2个稀释度或上升2个稀释度，应予复治。分娩后按一般梅毒病例进行随访。

2）对于梅毒孕妇所生婴儿的随访：①经过充分治疗的梅毒孕妇所生婴儿出生时，如血清反应阳性，应每月复查1次；8个月时，如呈阴性，且无先天梅毒的临床表现，可停止观察。婴儿出生时，如血清反应阴性，应于出生后1个月、2个月、3个月及6个月复查，至6个月时仍为阴性，且无先天梅毒的临床表现，可排除梅毒感染。在随访期间出现滴度逐渐上升或先天梅毒的临床表现，应立即予以治疗；②未经充分治疗或未用青霉素治疗的梅毒孕妇所生婴儿，或无条件对婴儿进行随访者，可对婴儿进行预防性梅毒治疗，对孕妇进行补充治疗。

（2）合并HIV感染的处理。

1）艾滋病与HIV感染使梅毒病程发生改变：表现为病程进展快，可出现不典型的皮肤损害，眼部病损的发生率增加，早期神经梅毒发生率增加。

2）梅毒血清反应试验结果发生异常变化：①HIV感染的早期，由于激活多克隆B细胞使其反应性增强，抗体滴度增高，甚至出现假阳性反应；②HIV感染的晚期，由于机体免疫力已明显降低，梅毒患者的梅毒血清反应可呈阴性，即假阴性；③同时感染HIV的患者梅毒血清反应试验（RPR，VDRL等非梅毒螺旋体抗原血清试验）的滴度下降速度比较慢，在治疗后6个月内滴度不能下降≥4倍（2个稀释度）或阴转。

（3）处理原则。

1）所有HIV感染者应做梅毒血清学筛查，所有梅毒患者应做HIV抗体筛查。

2）常规的梅毒血清学检查不能确定诊断时，可做活检，进行免疫荧光染色或银染色，找梅毒螺旋体。

3）所有梅毒患者，凡有感染 HIV 危险者，应考虑做腰椎穿刺以排除神经梅毒。

4）对一期、二期及潜伏梅毒推荐用治疗神经梅毒的方案进行治疗。

5）对患者进行密切监测及定期随访。

（颜文良）

第二节　艾滋病

一、概述

艾滋病，医学全名为"获得性免疫缺陷综合征"（AIDS），是人体感染了人类免疫缺陷病毒（HIV，又称艾滋病病毒）导致的传染病。艾滋病主要通过血液、不洁性行为、吸毒和母婴遗传 4 种途径传播。至今尚无防治艾滋病的特效药物和方法。

二、临床表现

（1）潜伏期一般为 2 ~ 15 年，平均为 8 ~ 10 年。

（2）HIV 感染临床分类很多，1986 年美国 CDC 建议的分类如下。

Ⅰ组：急性 HIV 感染期，临床表现类似一过性传染性单核细胞增多症，血清 HIV 抗体阳性。

Ⅱ组：无症状 HIV 感染期，无临床症状，血清 HIV 抗体阳性。

Ⅲ组：有持续性全身淋巴结肿大，非腹股沟部位，数目在 3 个以上，直径 >1 cm，持续 3 个月而原因不明者。

Ⅳ组：有其他的临床症状，又分 5 个亚型。

A 亚型：有非特异性的全身症状，如持续 1 个月以上的发热、腹泻、体重减轻 10% 以上而找不出其他原因者。

B 亚型：表现为神经系统症状，如痴呆、脊髓病、末梢神经病而找不到原因者。

C 亚型：由于 HIV 感染后引起细胞免疫功能缺陷，导致二重感染。又分为两类。C1：导致卡氏肺囊虫性肺炎、慢性隐孢子虫病、弓形体病、类圆线虫病、念珠菌病、隐球菌病、组织胞浆菌病、鸟型结核分枝杆菌感染、巨细胞病毒感染、慢性播散性疱疹病毒感染、进行性多灶性白质脑炎等。C2：导致其他感染如口腔毛状黏膜白斑病、带状疱疹、复发性沙门氏菌血症、奴卡菌症、结核及口腔念珠菌病等。

D 亚型：继发肿瘤，如卡波西肉瘤、非霍奇金淋巴瘤及脑的原发性淋巴瘤等。

E 亚型：其他并发症如慢性淋巴性间质性肺炎。

（3）皮肤表现。

1）非特异性皮肤表现：如脂溢性皮炎、瘙痒性丘疹性皮损、皮肤干燥等，皮损常见于面、上肢及躯干部。

2）感染性皮肤病：①病毒感染性皮肤病，如单纯疱疹、生殖器疱疹、传染性软疣、毛状黏膜白斑、带状疱疹等，水痘—带状疱疹病毒感染，常累及多个皮区，皮损广泛，皮疹除水疱、大疱外，还可见血疱；②细菌感染性皮肤病，如脓疱疮、丹毒等，皮损一般较重；③真菌感染性皮肤病。HIV 感染者常见的浅部真菌感染如体股癣、手足癣、花斑癣，皮损广泛而不典型。白念珠菌感染多发生于口咽部，称为鹅口疮，是免疫缺陷最早出现的一种表现。新型隐球菌感染多数发生在中枢神经系统，皮损有带脐窝状丘疹、结节和紫色斑块，可与传染性软疣及卡波西肉瘤相似。

3）肿瘤：①卡波西肉瘤，开始为粉红色斑疹，以后颜色变暗，形成淡紫色或棕色的斑疹或斑块，最后为出血性皮损和结节；②其他恶性肿瘤，如淋巴瘤、鳞状细胞癌、基底细胞癌、恶性黑素瘤、肛门生殖器肿瘤等。

（4）系统损害。

1）神经系统：20% ~ 40% 的 AIDS 患者有周围神经炎，此外还可见隐球菌性脑膜炎、脑弓形虫病、B 细胞淋巴瘤、亚急性脑炎等。

2）肺：85% 的 AIDS 患者有卡氏肺囊虫肺炎，此外还可见巨细胞病毒性肺炎、结核病、肺部卡波西肉瘤。

3）消化系统：口腔、肛周及食管念珠菌病；胃肠道感染，表现为恶心、厌食、呕吐、中上腹痛、腹泻、吸收不良、体重减轻等；胆道系统病变。

三、传染途径

1. 性传播

通过性行为传播是艾滋病病毒的主要传染途径。

2. 血液传播

通过静脉注射毒品的人共用未经过消毒的注射器，输用未经艾滋病病毒抗体检查的供血者的血或血液制品。

3. 母婴传播

已受艾滋病病毒感染的孕妇可通过胎盘，或分娩时通过产道，也可通过哺乳，将病毒传染给婴儿。

4. 其他途径

器官移植、人工授精以及与艾滋病患者接触的职业人员（如医务人员、警察、理发师、监狱看守、殡葬人员）皮肤有破损时，接触被艾滋病病毒污染的物品，则可能被感染。尽管艾滋病患者的唾液中含有艾滋病病毒，但至今未发现通过唾液或共用口杯而发生艾滋病传播的病例。因此，接吻可能不是艾滋病的传播途径。1988 年 7 月《美国医学协会杂志》刊登了有关艾滋病传播途径的报道，该报道指出，目前没有任何迹象表明艾滋病病毒是通过唾液、泪液、尿液、餐具、偶然的接触或昆虫传播的，说明艾滋病病毒一般不会通过日常生活接触而传染。

四、诊断

1. 急性 HIV 感染

（1）接触史：①同性恋或异性恋有多个性伴侣史，或配偶、性伴侣抗 HIV 抗体阳性；②静脉吸毒史；③输入过未经抗 HIV 抗体检测的血制品；④使用过受 HIV 污染的血液制品；⑤与 AIDS 患者有密切接触史；⑥有梅毒、淋病、非淋菌性尿道炎等性病史；⑦有非婚性接触史，或可能的医源性感染史；⑧HIV 抗体阳性孕妇所生的子女。

（2）临床表现：①有发热、乏力、肌痛、关节痛、咽痛、腹泻、全身不适等类似流感样症状；②可有散在性皮疹，主要表现为躯干部位的斑丘疹、玫瑰疹或荨麻疹；③少数出现头痛、脑膜脑炎、周围神经炎或急性多发性神经炎；④颈、腋、枕部有肿大淋巴结，类似传染性单核细胞增多症；⑤肝脾大。

（3）实验室检查：①周围血白细胞总数及淋巴细胞总数起病后下降，以后淋巴细胞总数上升可见异形淋巴细胞；②CD4/CD8 比值大于 1；③抗 HIV 抗体由阴性转阳性者，一般经 2~3 个月才转阳，最长可达 6 个月。在感染窗口期抗体阴性；④少数患者初期血清 P24 抗原阳性。

2. 无症状 HIV 感染诊断标准

（1）接触史同急性 HIV 感染。

（2）临床表现常无任何症状及体征，部分感染者可出现持续性的全身淋巴结肿大。此期为艾滋病潜伏期，一般 2~15 年，平均 8~10 年，但也可短至数月，长至 20 年。

（3）实验室检查：①抗 HIV 抗体阳性，经确诊试验证实者；②CD4$^+$ 淋巴细胞总数正常，CD4/CD8 大于 1；③血清 P24 抗原阴性。

3. AIDS 诊断标准

（1）接触史同急性 HIV 感染。

（2）临床表现：①原因不明的免疫功能低下；②持续不规则低热 1 个月以上；③持续原因不明的全身淋巴结肿大（淋巴结直径大于 1 cm）④慢性腹泻每日多于 4 次，3 个月内体重下降大于 10%；⑤合并有口腔念珠菌感染、卡氏肺囊虫肺炎、巨细胞病毒（CMV）感染、疱疹病毒感染、弓形体病、隐球菌脑膜炎、进展迅速的活动性肺结核、皮肤黏膜的卡波西肉瘤、淋巴瘤等；⑥青年患者出现痴呆症。

（3）实验室检查：①抗 HIV 抗体阳性，经确诊试验证实者；②P24 抗原阳性（有条件单位可查）；③CD4$^+$ 淋巴细胞总数小于 200/mm^3 或 200~500/mm^3；④CD4/CD8 小于 1；⑤外周血白细胞、血红蛋白下降；⑥β$_2$ 微球蛋白水平增高；⑦可找到上述各种合并感染的病原体依据或肿瘤的病理依据。

五、治疗

因为目前对病毒感染性疾病没有特效的治疗药物，所以对 AIDS 也没有有效的治疗方法。加之 HIV 病毒核酸与宿主染色体 DNA 整合，利用宿主细胞进行复制，给药物治疗带来了困难。HIV 感染的早期治疗十分重要。通过治疗可减缓免疫功能的衰退。HIV 感染者患结核、细菌性肺炎和卡氏肺囊虫肺炎的危险性增加，进行早期预防十分重要。

1. 营养支持

艾滋病患者需补充维生素、矿物质、膳食纤维等多种营养物质，多吃蔬菜、水果、蛋类、肉类等食物，保证营养供给。可适当摄入富含免疫球蛋白的食物，提高机体免疫力。

2. 免疫调节剂治疗

（1）白介素-2（IL-2）：提高机体对 HIV 感染细胞的 MHC 限制的细胞毒性作用，也提高非 MHC 限制的自然杀伤细胞（NK）及淋巴因子激活的杀伤细胞（LAK）的活性。

（2）粒细胞集落刺激因子（G-CSF）及粒细胞—巨噬细胞集落刺激因子（GM-CSF）：

增加循环中性粒细胞，提高机体的抗感染能力。

（3）灵杆菌素：激活下丘脑—垂体—肾上腺皮质系统，调整机体内部环境与功能，增强机体对外界环境变化的适应能力，刺激机体产生抗体，使白细胞总数增加，吞噬功能加强，激活机体防御系统抗御病原微生物及病毒的侵袭。

（4）干扰素（IFN）：α-干扰素（IFN-α），对部分患者可略提高 $CD4^+T$ 细胞，40% 卡波西肉瘤患者有瘤体消退；β-干扰素（IFN-β），静脉给药效果与 IFN-α 类似，但皮下注射抗卡波西肉瘤作用较弱；γ-干扰素（IFN-γ）提高单核细胞—吞噬细胞活性，抗弓形体等条件性致病菌感染可能有一定效果。

3. 抗病毒制剂

（1）抑制 HIV 与宿主细胞结合及穿入的药物：可溶性 rsCD4 能与 HIV 结合，占据 CD4 结合部位，使 HIVgp120 不能与 $CD4^+T$ 淋巴细胞上的 CD4 结合，不能穿入感染 $CD4^+T$ 淋巴细胞。剂量：rsCD4 临床试验 30 mg/d，肌内注射或静脉注射，连续 28 日。

（2）抑制 HIV 逆转录酶（RT）的药物通过抑制逆转录酶，阻断 HIV 复制。效果较好的药物有齐多夫定、双脱氧胞苷等。

4. 机会性感染的防治

（1）弓形体病：联用乙胺嘧啶和磺胺嘧啶治疗。

（2）隐球菌性脑膜炎：给予两性霉素 B 或氟康唑治疗。

（3）巨细胞病毒性肺炎或视网膜炎：更昔洛韦或膦甲酸治疗。

（4）卡氏肺囊虫肺炎：复方磺胺甲基异噁唑或喷他脒治疗。

（5）口腔和食管念珠菌感染：可局部使用制霉菌素，严重者系统使用氟康唑。

5. 并发恶性肿瘤的治疗

（1）卡波西肉瘤：可用长春新碱或博来霉素，也可放疗，手术效果不佳。

（2）淋巴瘤：可选用环磷酰胺、长春新碱、丙卡巴肼、泼尼松等治疗。

（任　芳）

第三节　淋病

一、概述

淋病是一种由奈瑟淋球菌引起的泌尿生殖系统的化脓性炎症，主要通过性接触传播，也可通过非性接触传播。临床上，男性淋病主要表现为尿道炎，不及时治疗可引起附睾炎、尿道球腺炎、包皮腺炎及前列腺炎等。女性淋病以宫颈炎最为常见，但多数患者无自觉症状，若上行感染可引起盆腔炎，严重者会导致不孕症。未经治疗的孕妇，经产道分娩时可引起新生儿淋菌性眼炎，少数患者出现血行播散引起播散性淋病及淋菌性败血症。

二、临床表现

1. 男性无并发症淋病

潜伏期 2～10 日，常为 3～5 日。患者出现淋菌性尿道炎，表现为尿痛、尿急或尿道灼热、不适感，有尿道分泌物，开始为黏液性，以后出现脓性或脓血性分泌物。出现包皮龟头炎者，龟头表面和包皮红肿，有渗出物，局部破溃。可并发包皮嵌顿。严重者腹股沟淋巴结红肿、疼痛。少数可发生尿道瘘管，瘘管外开口处有脓性分泌物流出。少数患者可出现后尿道炎，尿频明显，会阴部轻度坠胀，夜间常有痛性阴茎勃起。部分患者症状可不典型，仅有少量稀薄的脓性分泌物。有明显症状和体征的患者，即使未经治疗，一般在 10 ~ 14 日后逐渐减轻，1 个月后症状基本消失，感染可继续向后尿道或上生殖道扩散，甚至发生并发症。

2. 女性无并发症淋病

常因病情隐匿而难以确定潜伏期。

（1）宫颈炎：白带增多、呈脓性，宫颈充血、红肿，宫颈口有黏液脓性分泌物，可有外阴刺痒和烧灼感。

（2）尿道炎、尿道旁腺炎：尿频、尿急，排尿时有烧灼感。尿道口充血，有触痛及少量脓性分泌物。挤压尿道旁腺时尿道口有脓性分泌物渗出。

（3）前庭大腺炎：多为单侧，大阴唇红、肿、热、痛，严重时形成脓肿，局部剧痛，有全身症状和发热等。

（4）肛周炎：肛周红、肿、瘙痒，表面有脓性渗出物，局部可破溃。

3. 儿童淋病

（1）男性儿童多发生前尿道炎和包皮龟头炎，龟头疼痛，包皮红肿，龟头和尿道口潮红，尿道脓性分泌物。

（2）幼女表现为外阴阴道炎，阴道脓性分泌物较多，外阴红肿，可有尿频、尿急、尿痛和排尿困难。

4. 男性淋病并发症

（1）附睾炎：常为单侧，伴发热，患侧阴囊肿大，表面潮红，疼痛明显，触痛剧烈，同侧腹股沟和下腹部有反射性抽痛。

（2）精囊炎：急性期可伴发热，有尿频、尿急、尿痛、终末尿浑浊带血，也可有血精，有时可有下腹痛。慢性时自觉症状不明显。

（3）前列腺炎：会阴部不适、坠胀感、放射性疼痛等。

（4）系带旁腺（Tyson 腺）或尿道旁腺炎和脓肿：少见（＜1%），系带的一侧或两侧疼痛性肿胀，脓液通过腺管排出。

（5）尿道球腺（Cowper 腺）炎和脓肿：少见，会阴部跳痛、排便痛、急性尿潴留，直肠指检扪及有触痛的肿块。

（6）尿道周围蜂窝织炎和脓肿：罕见，脓肿侧疼痛、肿胀，破裂产生瘘管。可扪及有触痛的波动性肿块。常见于舟状窝和球部。

（7）尿道狭窄：少见，因尿道周围蜂窝织炎、脓肿或瘘管形成而致尿道狭窄。出现尿路梗塞（排尿无力、困难、淋漓不尽）和尿频、尿潴留等。

5. 女性淋病并发症

多为淋菌性宫颈炎未及时治疗，淋球菌上行感染而致，表现为淋菌性盆腔炎，包括子宫内膜炎、输卵管炎、输卵管卵巢脓肿、盆腔腹膜炎、盆腔脓肿等。其表现为：月经后发作，突发高热，体温常高于 38 ℃，伴有寒战、头痛、食欲缺乏、恶心、呕吐等；脓性白带增多；双下腹痛，以一侧为重，咳嗽或打喷嚏时疼痛加剧；可有腹膜刺激症状，肠鸣音减弱，双侧附件增厚、压痛；双合诊检查可在附件处或子宫后凹陷扪及肿物，有波动感，欠活动。

6. 其他部位淋病

（1）淋菌性眼炎：常为急性化脓性结膜炎，于感染后 2～21 日出现症状。新生儿淋菌性眼炎多为双侧感染，成人多为单侧。表现为眼睑红肿，眼结膜充血水肿，有较多脓性分泌物；巩膜充血，呈片状充血性红斑；角膜浑浊，呈雾状，严重时发生溃疡，引起穿孔。

（2）淋菌性直肠炎：女性可由阴道分泌物污染引起。表现肛门瘙痒、疼痛和直肠充盈坠胀感。肛门有黏液性或脓性分泌物。重者有里急后重感。检查可见直肠黏膜充血、水肿、糜烂。

（3）淋菌性咽炎：见于口—生殖器接触者，通常无明显症状，有症状者大多数只有轻度咽炎，表现咽干、咽痛和咽部不适。咽部可见潮红充血，咽后壁可有黏液样或脓性分泌物。

7. 播散性淋球菌感染（DGI）

（1）全身不适、食欲缺乏、高热、寒战等。

（2）淋菌性关节炎：开始时以指、趾等小关节红肿为著，然后局限于膝、肘、腕、踝、肩等大关节，关节外周肿胀，关节腔内积液，活动受限。

（3）淋菌性败血症：病情重，可发生淋菌性心内膜炎、心包炎、脑膜炎、肺炎、肝炎等。

三、诊断

1. 流行病学史

有多个性伴侣、不安全性行为或性伴侣感染史。有与淋病患者密切接触史，儿童可有受性虐待史，新生儿的母亲有淋病史。

2. 临床表现

符合淋病的临床症状和体征。

3. 实验室检查

（1）分泌物涂片：能检出多形核白细胞内革兰阴性双球菌，适用于男性急性尿道感染病例的诊断，不推荐用于口咽、直肠部位感染和女性淋菌性宫颈炎的诊断。

（2）淋球菌培养：为淋病的确诊试验，适用于男、女性及各种临床标本的淋球菌检查。

（3）核酸检测：聚合酶链反应（PCR）法等检测淋球菌核酸阳性。核酸检测应在通过相关机构认定的实验室开展。

四、鉴别诊断

1. 男性淋菌性尿道炎

需与生殖道沙眼衣原体感染和其他原因引起的尿道炎鉴别。

2. 女性淋菌性宫颈炎

需与生殖道沙眼衣原体感染、念珠菌性阴道炎、滴虫性阴道炎及细菌性阴道炎等鉴别。

3. 淋菌性前列腺炎、精囊炎、附睾炎

需与急/慢性细菌性前列腺炎、精囊炎、附睾炎及由沙眼衣原体引起的前列腺炎、精囊炎、附睾炎鉴别。淋菌性附睾炎还要与睾丸癌、附睾结核等鉴别。

4. 淋菌性盆腔炎

需与急性阑尾炎、子宫内膜异位症、异位妊娠、卵巢囊肿蒂扭转或破溃等鉴别。

5. 淋菌性眼炎

需与细菌性眼结膜炎、沙眼衣原体性眼结膜炎鉴别。

6. 淋菌性直肠炎

需与细菌性痢疾、阿米巴痢疾、直肠息肉等鉴别。

7. 淋菌性咽炎

需与慢性咽炎、扁桃体炎、梅毒性咽黏膜斑鉴别。

8. 淋菌性关节炎

需与急性细菌性关节炎、急性风湿性关节炎、类风湿性关节炎、性病性反应性关节炎鉴别。

9. 淋菌性败血症

需与各种菌血症、脑膜炎球菌引起的脑膜炎、乙型脑炎、急性心肌炎、急性肝炎等鉴别。

五、治疗

1. 治疗原则

（1）遵循及时、足量、规则用药的原则。

（2）根据病情采用相应的治疗方案。

（3）注意多种病原体尤其是沙眼衣原体感染。

（4）性伴侣如有感染应同时接受治疗。

（5）定期复查随访。

2. 治疗方案

（1）淋菌性尿道炎、宫颈炎、直肠炎。

推荐方案：头孢曲松 250 mg，肌内注射，单次给药；或大观霉素 2 g（宫颈炎 4 g），肌内注射，单次给药；或头孢噻肟 1 g，肌内注射，单次给药。如果衣原体感染不能排除，应同时用抗沙眼衣原体感染药物。

替代方案：头孢克肟 400 mg，口服，单次给药；或其他第三代头孢菌素类，如已证明其疗效较好，也可选作替代药物。如果衣原体感染不能排除，加上抗沙眼衣原体感染药物。

由于耐药性较为普遍，青霉素类、四环素类和氟喹诺酮类药物目前已不作为治疗淋病的推荐药物。

（2）儿童淋病应禁用喹诺酮类药物，年龄小于 8 岁者禁用四环素类药物，体重大于 45 kg 按成人方案治疗，体重小于 45 kg 儿童按以下方案治疗。

推荐方案：头孢曲松 125 mg，肌内注射，单次给药；或大观霉素 40 mg/kg，肌内注射，单次给药。如果衣原体感染不能排除，同时用抗沙眼衣原体感染药物。

（3）淋菌性前列腺炎、精囊炎、附睾炎。

推荐方案：头孢曲松 250 mg，肌内注射，每日 1 次，共 10 日；或大观霉素 2 g，肌内注射，每日 1 次，共 10 日；或头孢噻肟 1 g，肌内注射，每日 1 次，共 10 日。如果衣原体感染不能排除，同时用抗沙眼衣原体感染药物。

替代方案：头孢克肟 400 mg，口服，每日 1 次，共 10 日。如果衣原体感染不能排除，同时用抗沙眼衣原体感染药物。

（4）淋菌性盆腔炎门诊治疗参照上述治疗方案，任选一种药物，均需加甲硝唑 400 mg，口服，每日 2 次，共 14 日。住院治疗方案如下。

住院治疗推荐方案 A：头孢替坦 2 g，静脉注射，每 12 小时 1 次；或头孢西丁 2 g，静脉注射，每 6 小时 1 次，加多西环素 100 mg，静脉注射或口服，每 12 小时 1 次。如果患者能够耐受，多西环素应尽可能口服。在患者情况允许的条件下，头孢替坦或头孢西丁的治疗不应短于 1 周。对治疗 72 小时内临床症状改善者，在治疗 1 周时酌情考虑停止肠道外治疗，并继之以口服多西环素治疗 100 mg，每日 2 次，加甲硝唑 500 mg，口服，每日 2 次，总疗程 14 日。

住院治疗推荐方案 B：克林霉素 900 mg，静脉注射，每 8 小时 1 次，加庆大霉素负荷量（2 mg/kg），静脉注射或肌内注射，随后给予维持量（1.5 mg/kg），每 8 小时 1 次。也可每日 1 次给药。

患者临床症状改善后 24 小时可停止肠道外治疗，继以口服治疗，即多西环素 100 mg，口服，每日 2 次；或克林霉素 450 mg，口服，每日 4 次，连续 14 日为 1 个疗程。

多西环素静脉给药疼痛明显，与口服途径相比没有任何优越性。妊娠期或哺乳期妇女禁用四环素、多西环素。妊娠 3 个月内应避免使用甲硝唑。

（5）淋菌性眼炎。

推荐方案：新生儿，头孢曲松 25～50 mg/kg（总量不超过 125 mg），静脉注射或肌内注射，每日 1 次，连续 7 日；或大观霉素 40 mg/kg，肌内注射，每日 1 次，连续 7 日。成人，头孢曲松 1 g，肌内注射，每日 1 次，连续 7 日；或大观霉素 2 g，肌内注射，每日 1 次，连续 7 日。

同时应用生理盐水冲洗眼部，每小时 1 次。新生儿的母亲如患有淋病，应同时治疗。新生儿如合并衣原体感染，应予抗沙眼衣原体药物治疗。

（6）淋菌性咽炎。

推荐方案：头孢曲松 250 mg，肌内注射，单次给药；或头孢噻肟 1 g，肌内注射，单次给药。如果衣原体感染不能排除，同时加用抗沙眼衣原体感染药物。

大观霉素对淋菌性咽炎的疗效差，因此不推荐使用。

（7）新生儿播散性淋病及淋球菌性头皮脓肿。

推荐方案：头孢曲松 25～50 mg/（kg·d），静脉注射或肌内注射，每日 1 次，共 7 日，如有脑膜炎疗程为 14 日；或头孢噻肟 25 mg/kg，静脉注射或肌内注射，每日 1 次，共 7 日，如有脑膜炎疗程为 14 日。

（8）儿童淋菌性菌血症或关节炎。

推荐方案：体重小于 45 kg 儿童，头孢曲松 50 mg/kg（最大剂量 1 g），肌内注射或静脉注射，每日 1 次，共 7 日；或大观霉素 40 mg/kg，肌内注射，每日 1 次，共 7 日。体重大于 45 kg 儿童，头孢曲松 50 mg/kg，肌内注射或静脉注射，每日 1 次，共 7 日；或大观霉素 2 g，肌内注射，每日 2 次，共 7 日。

（9）成人播散性淋病：推荐住院治疗。需检查有无心内膜炎或脑膜炎。如果衣原体感染不能排除，应加上抗沙眼衣原体感染药物。

推荐方案：头孢曲松 1 g，肌内注射或静脉注射，每日 1 次，10 日以上。

替代方案：大观霉素 2 g，肌内注射，每日 2 次，10 日以上；或头孢噻肟 1 g，静脉注射，每日 3 次，共 10 日以上。

淋菌性关节炎者，除髋关节外，不宜施行开放性引流，但可以反复抽吸，禁止关节腔内注射抗生素。淋菌性脑膜炎上述治疗的疗程约 2 周，心内膜炎疗程需 4 周以上。

六、随访

（1）无并发症淋病患者经推荐方案规则治疗后，一般不需复诊做判愈试验。

（2）治疗后症状持续者应进行淋球菌培养，如分离到淋球菌，应做药敏试验，以选择有效药物治疗。

（3）经推荐方案治疗后再发病者，通常是由再感染引起，提示要加强对患者的教育和性伴侣的诊治。

（4）持续性尿道炎、宫颈炎或直肠炎也可由沙眼衣原体及其他微生物引起，应进行针对性检查，以作出判断，并加以治疗。

（5）部分淋菌性尿道炎经规则治疗后，仍有尿道不适者，查不到淋球菌和其他微生物，可能是尿道感染受损后未完全修复之故。

（6）淋菌性眼炎患儿应住院治疗，并检查有无播散性感染。

（7）淋菌性附睾炎经治疗后，若 3 日内症状无明显改善，则应重新评价诊断与治疗。按推荐方案治疗后，若睾丸肿胀与触痛仍持续，则应做全面检查，以排除其他疾病。

（8）盆腔炎门诊患者应在开始治疗 72 小时内进行随访（有发热症状患者在 24 小时内随访），若病情没有改善则入院治疗。患者应在 3 日内出现明显的临床好转（退热，腹部压痛减轻，子宫、附件和宫颈举痛减轻）。3 日内无好转的患者需入院治疗。

（9）淋菌性脑膜炎、心内膜炎如出现并发症，应请有关专家会诊。

七、性伴侣的处理

（1）成年淋病患者就诊时，应要求其性伴侣检查和治疗。

（2）在症状发作期间或确诊前 60 日内与患者有过性接触的性伴侣，应做淋球菌和沙眼衣原体感染的检查和治疗。

（3）如果患者最近一次性接触是在症状发作前或诊断前 60 日之前，则其最近一个性伴侣应予治疗。

（4）应教育患者在治疗未完成前，或本人和性伴侣还有症状时避免性交。

（5）感染淋球菌新生儿的母亲及其性伴侣应根据有关要求作出诊断，并按成人淋病治疗的推荐方案治疗。

（6）淋菌性盆腔炎患者出现症状前 60 日内与其有性接触的男性伴侣应进行检查和治疗，即便其男性伴侣没有任何症状，也应如此处理。

八、特殊情况的处理

1. 过敏和不能耐受

（1）对头孢菌素过敏或对喹诺酮类药物不能耐受者，应给予大观霉素治疗，必要时可选择其他类药物治疗。

（2）若为淋菌性咽炎，且对头孢菌素过敏或对喹诺酮类药物不能耐受，一般不用大观霉素治疗，应选择其他类且疗效较好的药物治疗。

2. 孕妇的处理

孕妇禁用喹诺酮类和四环素类药物。对推断或确诊有沙眼衣原体感染的孕妇，推荐用红霉素或阿莫西林治疗。

推荐方案：头孢曲松 250 mg，肌内注射，单次给药；或大观霉素 4 g，肌内注射，单次给药。如果衣原体感染不能排除，同时用抗沙眼衣原体感染药物。

3. 男性同性性行为者的处理

（1）男性同性恋者感染淋球菌，常发生淋菌性直肠炎，其治疗无特殊要求。

（2）由于男性同性性接触者具有感染 HIV、其他病毒性和细菌性传播疾病的高度危险，因此医生应做好预防咨询，以减少其感染 HIV 和其他性传播疾病的危险性。

（3）建议男性同性性接触者至少每年做 1 次全面的性传播疾病检测。

4. 合并 HIV 感染的处理

（1）同时感染淋球菌和 HIV 者的治疗与 HIV 阴性者相同。

（2）淋菌性盆腔炎、附睾炎同时感染 HIV 者，如其免疫功能已受抑，治疗时应注意其可能合并念珠菌及其他病原体感染，并予针对性治疗。

（林大东）

第四节 尖锐湿疣

一、概述

尖锐湿疣（CA）是由人类乳头瘤病毒（HPV）引起的性传播疾病。好发于青壮年，主要通过性接触传播，也可通过非性接触传播。引起肛周生殖器部位尖锐湿疣常见的 HPV 有 30 多型，90% 以上的尖锐湿疣是由 HPV6 型及 HPV11 型引起的。HPV 侵入肛周生殖器部位破损的皮肤和黏膜后，在入侵部位引起增生性病变，早期表现为小丘疹，以后呈乳头状、菜花状、花冠状损害。本病尚无特效疗法，有复发趋势，与癌症有一定关系。

二、临床表现

（1）潜伏期 1~8 个月，平均 3 个月。

（2）男性好发于龟头、冠状沟、系带、阴茎、尿道口、肛周和阴囊等，女性为大小阴唇、尿道口、阴道口、会阴、肛周、阴道壁、宫颈等。

（3）皮损初期表现为局部出现多个丘疹，逐渐发展为乳头状、鸡冠状、菜花状或团块状的赘生物。可为单发或多发，常为 5~15 个皮损，直径 1~10 mm。色泽可从粉红色至深红色（非角化性皮损）、灰白色（严重角化性皮损），甚至棕黑色（色素沉着性皮损）。少数患者因免疫功能低下或妊娠而发生大体积疣，可累及整个外阴、肛周及臀沟。

（4）患者可自觉瘙痒、异物感、压迫感或灼痛感，常因皮损脆性增加而出血或继发感染。女性可有阴道分泌物增多。但约 70% 的患者无任何自觉症状。

（5）临床类型。

1）典型尖锐湿疣：皮损为柔软、粉红色、菜花状或乳头状赘生物，大小不等，表面呈花椰菜样凹凸不平。常见于潮湿且部分角化的上皮部位，如包皮内侧、尿道口、小阴唇、阴道口、阴道、宫颈、肛门，也可见于腹股沟、会阴等部位。

2）丘疹状疣：皮损为圆形或半圆形丘疹状突起，非菜花状，直径 1~4 mm，见于完全角化的上皮部位。

3）扁平状疣：皮损稍高出皮面或呈斑丘疹状，表面可呈玛瑙纹蜡样光泽，有时可见微刺。可见于生殖器任何部位，易被忽视。

4）亚临床感染：暴露于 HPV 后，亚临床感染或潜伏感染可能是最常见的后果。亚临床感染的皮肤黏膜表面外观正常，如涂布 5% 醋酸（醋酸白试验），可出现边界清楚的发白区域。

三、诊断

1. 流行病学史

有多个性伴侣、不安全性行为或性伴侣感染史，或有与尖锐湿疣患者密切的接触史，或新生儿的母亲为 HPV 感染者。

2. 临床表现

符合尖锐湿疣的临床症状和体征。

3. 醋酸白试验

用 3%~5% 醋酸溶液湿敷或涂布于待检的皮损处以及周围皮肤黏膜，在 3~5 分钟内，如见到均匀一致的变白区域为阳性反应。该试验并非 HPV 感染的特异性试验，其敏感性和特异性尚不清楚。局部有炎症、表皮增厚或外伤等时可出现假阳性。醋酸试验阴性也不能排除 HPV 感染。临床上较典型尖锐湿疣及 HPV 检查阳性的损害中有 7%~9% 为醋酸白试验阴性。

4. 阴道镜检查

可发现点状血管、血管祥，以及结合醋酸白试验发现微小、纤细尖锐湿疣疣体。

5. 实验室检查

（1）显微镜检查：通过宫颈涂片发现宫颈鳞状上皮内的损害。

（2）病理学检查：符合尖锐湿疣的病理学征象，表现为表皮角化过度及角化不全，棘层肥厚，棘层上部及颗粒层可见空泡细胞。

（3）抗原检测：免疫组织化学法检测 HPV 抗原阳性。

（4）核酸检测：聚合酶链反应法等检测 HPV 核酸阳性。核酸检测应在通过相关机构认定的实验室开展。

四、鉴别诊断

1. 阴茎珍珠状丘疹

多见于青壮年，沿龟头后缘近冠状沟处，为针尖大小表面光滑的乳白色或淡红色小丘疹，圆顶或呈毛刷样，规则地排列成串珠状。皮损互不融合，醋酸白试验阴性。

2. 阴茎系带旁丘疹

好发于阴茎系带两旁的陷窝中，为直径 0.5～1.5 mm 的光泽的实质性粟粒状丘疹，醋酸白试验阴性。

3. 绒毛状小阴唇

对称分布于小阴唇内侧，呈绒毛状或鱼子状外观，为淡红色或灰黑色丘疹，表面光滑，醋白试验阴性。

4. 皮脂腺异位症

呈片状淡黄色针尖大小丘疹，多见于唇和包皮，边界清楚。

5. 扁平湿疣

系二期梅毒，皮损呈扁平或分叶状的疣状损害，分泌物中有大量梅毒螺旋体，梅毒血清反应强阳性。

6. 鲍恩样丘疹病

皮损为斑疹，苔藓样或色素性丘疹、疣状，组织学类似鲍恩病。

7. 生殖器鳞状细胞癌

多见于中年后，呈浸润性生长、质软，常形成溃疡，病理组织检查可确诊。

五、治疗

1. 治疗原则

以去除疣体为目的，尽可能地消除疣体周围的亚临床感染以减少或预防复发，包括新发皮损在内，本病的复发率为 20%～30%。同时也应对其性伴侣进行检查及治疗。患者治疗和随访期间应避免性行为。任何治疗方法都可以发生皮肤黏膜反应包括瘙痒、灼热、糜烂及疼痛。

2. 治疗方案

（1）患者自己用药：男女外生殖器部位可见的中等大小以下的疣体（单个疣体直径 <5 mm，疣体团块直径 <10 mm，疣体数目 <15 个），可由患者自己外用药物治疗。

推荐方案：0.5% 足叶草毒素酊（或 0.15% 足叶草毒素霜）每日外用 2 次，连续 3 日，随后停药 4 日，7 日为 1 个疗程。脱落处产生糜烂面时需立即停药。如需要，可重复治疗达 4 个疗程。该法适用于治疗直径 ≤10 mm 的生殖器疣，临床治愈率约 90%。疣体总面积不超过 10 cm²，日用药总量不超过 0.5 mL。用药后应待局部药物自然干燥。不良反应以局部刺激作用为主，可有瘙痒、灼痛、红肿、糜烂及坏死。该药有致畸作用，孕妇忌用。

替代方案：5% 咪喹莫特霜涂于疣体上，隔日 1 次晚间用药，每周 3 次，用药 10 小时后，以肥皂和水清洗用药部位，最长可用至 16 周。

该法的疣体清除率平均为 56%，优点为复发率低。出现红斑非停药指征，出现糜烂或破损则需停药并复诊，由医生处理创面及决定是否继续用药。不良反应以局部刺激作用为主，可有瘙痒、灼痛、红斑、糜烂。妊娠期咪喹莫特的安全性尚未明确，孕妇忌用。

（2）医院内应用。

推荐方案：CO_2 激光，或高频电治疗，或液氮冷冻。CO_2 激光和高频电治疗：适用于不同大小及各部位疣体的治疗，液氮冷冻可适用于较多的体表部位，但禁用于腔道内疣，以免发生阴道直肠瘘等。缺点是复发率高，疼痛明显，皮下组织疏松部位治疗后可致明显水肿。

替代方案：80%～90%三氯醋酸或二氯醋酸，涂少量药液于疣体上，待其干燥，此时见表面形成一层白霜。在治疗时应注意保护周围的正常皮肤和黏膜，如果外用药液量过剩，可敷上滑石粉，或碳酸氢钠（苏打粉）或液体皂以中和过量的、未反应的酸液。如有必要，隔1～2周重复1次，最多6次。

复方硝酸溶液用涂药棒将药液涂于疣体的表面及根部，至疣体变成灰白色或淡黄色为止，如未愈，3～5日后可再次治疗。

80%～90%三氯醋酸或二氯醋酸和复方硝酸溶液（硝酸、醋酸、草酸、乳酸与硝酸铜的复合制剂）不能用于角化过度、多发性及面积较大的疣体。不良反应为局部刺激、红肿、糜烂等。

外科手术切除：适用于大体积尖锐湿疣的治疗，对药物或 CO_2 激光的治疗表现较为顽固且短期内反复发作的疣体也应考虑外科手术切除。

既往在临床使用的10%～25%足叶草脂安息香酊，药物吸收可发生系统性不良反应，长期应用有潜在致癌性。目前已不推荐该药在临床使用。干扰素具有广谱抗病毒和免疫调节作用。因对其疗效尚缺乏确切的评价，且治疗费用较高，一般不推荐常规应用。干扰素用于疣体基底部注射，每周3次，共4～12周有一定疗效。

3. 治疗方法选择

（1）男女外生殖器部位可见的中等大小以下的疣体（单个疣体直径＜0.5 cm，疣体团块直径＜1 cm，疣体数目＜15个），一般外用药物治疗。

（2）男性的尿道内和肛周，女性的前庭、尿道口、阴道壁和宫颈口的疣体；或男女患者的疣体大小和数量均超过上述标准者，建议用物理方法治疗。

（3）物理疗法治疗后，体表尚有少量疣体残存时，可再用外用药物治疗。

（4）无论是药物治疗还是物理治疗，必须做醋酸白试验，尽量清除包括亚临床感染在内的损害，以减少复发。

4. 亚临床感染的处理

（1）对无症状的亚临床感染尚无有效的处理方法，一般也不推荐治疗，因尚无有效方法将HPV清除出感染细胞，且过度治疗反而引起潜在不良后果。

（2）处理以密切随访及预防传染他人为主。

（3）对醋酸白试验阳性的可疑感染部位，可视具体情况给予相应治疗（如激光、冷冻）。

六、随访

（1）尖锐湿疣治疗后的最初3个月，应嘱患者每2周复诊1次，如有特殊情况（如发现有新发皮损或创面出血等）应随时复诊，以便及时得到恰当的临床处理。

（2）告知患者注意皮损好发部位，仔细观察有无复发，复发多在治疗后的3个月。

（3）3个月后，可根据患者具体情况，适当延长随访间隔期，直至末次治疗后6个月。

七、判愈与预后

尖锐湿疣的判愈标准为治疗后疣体消失，目前多数学者认为，治疗后6个月无复发者，则复发机会减少。尖锐湿疣的预后一般良好，虽然治疗后复发率较高，但通过正确处理最终可达临床治愈。

八、性伴侣的处理

（1）患者的性伴侣应接受检查和随访，同时提供有效的咨询服务。

（2）男性尖锐湿疣患者的女性性伴侣可做宫颈细胞学筛查。

九、特殊情况的处理

1. 妊娠

（1）妊娠期忌用咪喹莫特、足叶草脂和足叶草毒素。

（2）由于妊娠期疣体易于增生，脆性增加，孕妇的尖锐湿疣在妊娠早期应尽早采用物理或手术治疗。

（3）虽然需要告知患尖锐湿疣的孕妇，HPV6 和 HPV11 可引起婴幼儿的呼吸道乳头瘤病，患尖锐湿疣的妇女所生新生儿有发生该病的危险，如无其他原因，不建议患尖锐湿疣的孕妇终止妊娠，人工流产可增加患盆腔炎性疾病和 HPV 上行感染的危险。

（4）患尖锐湿疣的孕妇，在胎儿和胎盘完全成熟后，在羊膜未破前可考虑行剖宫产，产后的新生儿避免与 HPV 感染者接触。

（5）在临近分娩仍有皮损者，如阻塞产道，或阴道分娩会导致严重出血，最好在羊膜未破前行剖宫产。

2. 合并 HIV 感染的处理

HIV 感染或其他原因致免疫功能抑制的患者，常用疗法的疗效不如免疫功能正常者，疗后易复发。

（苏东强）

第五节 生殖器疱疹

一、概述

生殖器疱疹（GH）是一种由单纯疱疹病毒（HSV）引起生殖器部位感染的性传播性皮肤病，导致生殖器疱疹的病毒有两种类型：HSV-1 和 HSV-2，多数生殖器疱疹是由 HSV-2 引起。本病好发于青壮年，主要通过性接触传播，也可通过母婴传播。临床上以外生殖器部位及肛门反复发生成群小水疱为特征。孕妇患病，可通过胎盘或产道传染给胎儿或新生儿，引起死胎、死产或新生儿疱疹病毒感染。

二、临床表现

1. 原发性生殖器疱疹

既往无 HSV 感染，为第一次感染 HSV 出现症状者。

（1）潜伏期 2～20 日（平均 6 日）。

（2）男性好发于包皮、冠状沟、龟头、阴茎体等部位，女性好发于大阴唇、小阴唇、会阴、肛周、阴道等处。男性同性性行为者常见肛门、直肠受累。

（3）初起为红斑和丘疱疹，很快发展为簇集的或散在的小水疱，2～4日后破溃形成糜烂或溃疡，自觉疼痛、瘙痒、烧灼感。病程多持续2～3周。

（4）常伴发热、头痛、肌痛、全身不适或乏力等全身症状。

（5）可有尿道炎、膀胱炎或宫颈炎等表现。

（6）腹股沟淋巴结可肿大，有压痛。

2. 非原发的初发生殖器疱疹

既往有过HSV-1感染（主要为口唇或颜面疱疹），再次感染HSV-2而出现生殖器疱疹的初次发作。与上述的原发性生殖器疱疹相比，自觉症状较轻，皮损较局限，病程较短，全身症状较少见，多无腹股沟淋巴结肿大。

3. 复发性生殖器疱疹

首次复发多出现在原发感染后1～4个月。复发频率的个体差异较大，平均每年3～4次，有达十数次者。

（1）多在发疹前数小时至5日有前驱症状，表现为局部瘙痒、烧灼感、刺痛、隐痛、麻木感和会阴坠胀感等。

（2）皮损数目较少，为集簇的小水疱，很快破溃形成糜烂或浅表溃疡，分布不对称，局部轻微疼痛、瘙痒、烧灼感。病程常为6～10日，皮损多在4～5日内愈合。

（3）全身症状少见，多无腹股沟淋巴结肿大。

4. 亚临床感染

无临床症状和体征的HSV感染，可有传染性。

5. 不典型或未识别的生殖器疱疹

不典型损害可为非特异性红斑、裂隙、硬结（或疖肿）、毛囊炎、皮肤擦破、包皮红肿渗液等。

6. 特殊类型的生殖器疱疹

（1）疱疹性宫颈炎：表现为黏液脓性宫颈炎。出现宫颈充血及脆性增加、水疱、糜烂，甚至坏死。

（2）疱疹性直肠炎：多见于有男性同性性行为者，表现为肛周水疱或溃疡，肛门疼痛、里急后重、便秘和直肠黏液血性分泌物，常伴发热、全身不适、肌痛等。

7. 新生儿疱疹

可分为局限型、中枢神经系统型和播散型。常在出生后3～30日出现症状，侵犯皮肤黏膜、内脏和中枢神经系统。表现为吃奶时吸吮无力、昏睡、发热、抽搐、惊厥或发生皮损，可出现结膜炎、角膜炎，可伴有黄疸、发绀、呼吸困难、循环衰竭，甚至死亡。

8. 并发症

少见。中枢神经系统并发症，包括无菌性脑膜炎、自主神经功能障碍、横断性脊髓炎和骶神经根病。播散性HSV感染，包括播散性皮肤感染、疱疹性脑膜炎、肝炎、肺炎等。

三、诊断

1. 流行病学史

有多个性伴侣、不安全性行为或性伴侣感染史。

2. 临床表现

符合生殖器疱疹的临床症状和体征。

3. 实验室检查

（1）培养法：细胞培养 HSV 阳性。

（2）抗原检测：酶联免疫吸附试验或免疫荧光试验检测 HSV 抗原阳性。

（3）核酸检测：聚合酶链反应法等检测 HSV 核酸阳性。核酸检测应在通过相关机构认定的实验室开展。

四、鉴别诊断

1. 带状疱疹

多见于老年人，为多发的群簇性水疱排列成带状，沿神经呈单侧分布，不超过人体中线，常伴明显神经痛。

2. 接触性皮炎

有过敏原接触史，皮损多为鲜红斑、丘疱疹及水疱。边界清楚，自觉灼热、瘙痒。

3. 固定型药疹

有用药史，皮损为水肿性圆形或椭圆形鲜红或紫红色斑，重者可有水疱，愈后遗留灰紫色沉着斑，多见皮肤与黏膜交界处。

4. 念珠菌病

阴道黏膜见白色薄膜附着物，有白色或黄色凝乳状的渗出物，黏膜红肿、糜烂，剧烈瘙痒。龟头及冠状沟有浅红色糜烂、乳酪状斑及粟粒大的脓疱。分泌物镜检可找到孢子和菌丝。

五、治疗

1. 治疗原则

（1）无症状或亚临床型生殖器疱疹病毒感染无须药物治疗：有症状者的治疗包括全身治疗和局部处理。全身治疗主要是抗病毒治疗和治疗并发症，局部处理包括清洁创面和防止继发感染。

（2）由于生殖器疱疹极易复发，常给患者带来很大的心理压力，引起紧张、抑郁或焦虑等，应在患病早期及时给予医学咨询、社会心理咨询、药物治疗等综合处理措施，以减少疾病复发。

2. 系统性抗病毒治疗

（1）初发生殖器疱疹（包括原发性生殖器疱疹）。

推荐方案：阿昔洛韦 200 mg，口服，每日 5 次，共 7～10 日；或阿昔洛韦 400 mg，口服，每日 3 次，共 7 日；或伐昔洛韦 300 mg，口服，每日 2 次，共 7～10 日；或泛昔洛韦 250 mg，口服，每日 3 次，共 7 日。

（2）疱疹性直肠炎、口炎或咽炎：适当增大剂量或延长疗程至 10～14 日。

（3）播散性 HSV 感染：原发感染症状严重和损害广泛者，给予阿昔洛韦 5～10 mg/kg，静脉滴注，每 8 小时 1 次，疗程为 5～7 日或直至临床表现消失。

（4）复发性生殖器疱疹：发作时的抗病毒治疗，最好在出现前驱症状或皮损出现 24 小时内开始用药。

推荐方案：阿昔洛韦 200 mg，口服，每日 5 次，共 5 日；或阿昔洛韦 400 mg，口服，每日 3 次，共 5 日；或伐昔洛韦 300 mg，口服，每日 2 次，共 5 日；或泛昔洛韦 125 ~ 250 mg，口服，每日 3 次，共 5 日。

（5）频繁复发（每年复发≥6 次）者。

推荐方案：阿昔洛韦 400 mg，口服，每日 2 次；或伐昔洛韦 300 mg，口服，每日 1 次；或泛昔洛韦 125 mg ~ 250 mg，口服，每日 2 次。需长期持续给药，疗程一般为 4 个月至 1 年。

3. 局部处理

（1）皮损局部可采用生理盐水或 3% 硼酸溶液清洗，要保持患处清洁、干燥。

（2）可外用 3% 阿昔洛韦霜、1% 喷昔洛韦乳膏等，但单独局部治疗的疗效远逊于系统性用药。

六、随访与预后

（1）对无 HIV 感染及其他并发症者，治疗后一般无须随访。

（2）经治疗后，全身症状消失，皮损消退，局部疼痛、感觉异常及淋巴结肿大消失，即为临床痊愈。

（3）本病易复发，尤其在原发感染后 1 年内复发较频繁。生殖器 HSV-2 感染较 HSV-1 感染者易复发。随着病程的推延，复发有减少的趋势。

（4）有临床发作的患者均存在亚临床或无症状排毒，生殖器疱疹的性传播和垂直传播大多数发生在亚临床或无症状排毒期间。

（5）生殖器疱疹的复发频率还与诱发因素有关，如饮酒、辛辣食物、疲劳、感冒、焦虑、紧张、性交、月经等。保持规律的生活习惯、适当的体育锻炼、良好的心理状态和避免诱发因素是减少和预防复发的重要措施。

七、性伴侣的处理

对患者的性伴侣可视具体情况给予相应的治疗或预防性用药。

八、特殊情况的处理

1. 妊娠期生殖器疱疹

（1）在孕妇中，阿昔洛韦等药物的使用尚有争议。目前主张孕妇初发生殖器疱疹患者可口服阿昔洛韦治疗。有并发症者，应静脉滴注阿昔洛韦治疗。

（2）对于频繁复发或新近感染的孕妇生殖器疱疹患者，在妊娠最后 4 周时，可通过持续的阿昔洛韦治疗以减少活动性损害的出现，从而降低剖宫产率。

（3）对于既往有复发性生殖器疱疹病史，但近足月时无复发迹象的孕妇，可不进行阿昔洛韦治疗。

（4）对于有活动性皮损或有发作前驱症状的孕妇，在无禁忌证的前提下，可于破膜之前进行剖宫产术，但剖宫产术并不能完全防止新生儿疱疹的发生。

（5）对无活动性皮损的孕妇患者，可从阴道分娩，但分娩后要对其新生儿是否出现发热、昏睡、吃奶时吸吮无力、抽搐或发生皮损进行密切监测，以便及时处理。

2. 免疫缺陷者或 HIV/AIDS 感染者的生殖器疱疹

（1）合并 HIV 感染的生殖器疱疹有以下特点：①症状重或不典型，皮损持续时间长，可表现为广泛、多发、慢性坏死性溃疡，剧痛；②临床复发和亚临床复发（有病毒复制和排毒，但无症状）频繁；③并发症多且严重，常合并细菌和白念珠菌感染，易发生疱疹性脑膜炎及播散性 HSV 感染，引起多器官损害；④治疗较困难，治疗时间长，常需做抗病毒抑制治疗，且对阿昔洛韦易产生耐药性。

（2）可适当增加药物的剂量，持续给药直至临床缓解。阿昔洛韦每次 400 mg，一日 3~5 次。

（3）如阿昔洛韦治疗后，皮损或症状持续存在，除了要排除可能存在的其他感染（如梅毒）外，应怀疑 HSV 对阿昔洛韦耐药。

（4）所有耐阿昔洛韦的 HSV 毒株均对伐昔洛韦耐药，大多数也对泛昔洛韦耐药。可改用膦甲酸钠静脉滴注治疗，剂量为 40~60 mg/kg，每 8 小时 1 次，直至临床缓解。

3. 男性同性性行为者

该人群获得 HSV 感染的机会较大，更多的是引起疱疹性直肠炎、口炎和咽炎。治疗时应适当增加剂量和延长疗程。

（董婷婷）

第六节　软下疳

一、概述

软下疳是由杜克雷嗜血杆菌（又称软下疳杆菌）引起的一种性传播疾病，临床以急性疼痛性生殖器溃疡，局部淋巴结肿大、化脓，形成横痃为特点。已明确软下疳是艾滋病感染的促发因素，并易合并梅毒、生殖器疱疹。本病主要流行于热带及亚热带地区卫生条件差的人群中。

杜克雷嗜血杆菌为革兰染色阴性杆菌，呈短棒状，两端钝圆，长 1.5~2 μm，宽 0.2 μm，呈纵行排列故又称链杆菌，可平行排列呈数排或呈鱼群状，多数存在于细胞外，少数见于细胞内呈团状排列。对热耐受性差，65 ℃时可很快死亡，但耐寒性强，在低温条件下可长期生存。

二、临床表现

（1）本病的潜伏期一般为 2~5 日，发病较急。

（2）开始时外阴部出现一个或多个红色丘疹，周围有鲜红色的红斑环绕。丘疹很快转变成脓疱，3~5 日后脓疱破溃形成溃疡。溃疡的边缘不规则，较表浅，相邻的溃疡可相互融合，形成大溃疡。溃疡底部附着脓性分泌物和腐肉，有臭味，触痛明显，易出血，触之不硬。由于自体接种，皮肤损害可波及周围组织，出现多发性皮损。

（3）女性软下疳好发于大、小阴唇，阴蒂，尿道，会阴部，子宫颈及肛门周围等处，偶可发生在口唇、手指、乳房等部位。

（4）软下疳发生 2 周左右，腹股沟淋巴结也出现肿大、疼痛，相互融合，50% ~ 60% 的患者肿大的淋巴结破溃形成窦道。

（5）软下疳还可出现一些特殊的表现，称为"异型软下疳"。

1）一过性软下疳：病变小，发病快，消失也快，病程仅 4 ~ 6 日。2 ~ 3 周后也可发生腹股沟淋巴结炎。

2）毛囊性软下疳：多发生在外阴部的阴毛处，类似毛囊炎，可形成小的溃疡，一般 1 ~ 2 周内自愈。

3）巨大型软下疳：患病后皮损范围迅速扩大，形成较大的溃疡。

4）匐行性软下疳：溃疡的形状又窄又长，愈合后形成不规则的瘢痕。

5）溃蚀性软下疳：发病后溃疡迅速扩大。常因继发感染引起蜂窝织炎、组织坏死。患者疼痛剧烈，外阴组织大面积受累。

6）隆起性软下疳：在病变早期形成的斑块状隆起上发生溃疡。

7）崩蚀性软下疳：继发于其他病原体感染，引起广泛的蜂窝织炎和组织坏死，导致外阴坏死、破坏。约半数的软下疳患者合并有腹股沟急性淋巴结炎，多为同侧。淋巴结红肿、高出皮面，有明显疼痛和压痛，称为软下疳横痃，最后淋巴结化脓、破溃，溃疡口呈"鱼口状"外翻，脓液黏稠，呈奶油样。

（6）病原体可沿淋巴管引流，引起阴茎淋巴管炎，阴茎出现条状红肿，呈串珠状的炎症性结节或溃疡。淋巴管炎和淋巴结炎可致淋巴液回流受阻，形成阴囊、阴唇象皮肿。发生在包皮的软下疳由于包皮炎症水肿，可形成炎性包茎或包皮嵌顿。溃疡和瘢痕可引起尿道瘘，尿道狭窄。

三、组织病理

中央为溃疡，溃疡边缘表皮增生。在溃疡下方，可见 3 个炎症带：①浅表带，以中性粒细胞为主，混有纤维素及坏死的组织，有血管外红细胞；②中间带，较宽，组织明显水肿，有许多与表面垂直的新生血管，有中性粒细胞、淋巴细胞、组织细胞等浸润，成纤维细胞数量增多；③深在带，以淋巴细胞及浆细胞为主的弥漫性浸润，尤以血管周围为主。

四、辅助检查

1. 直接涂片

最好从横痃处取材，也可取溃疡底部或边缘的分泌物，革兰染色可检出杜克雷嗜血杆菌，为革兰阴性短杆菌，两端钝圆，长 1.0 ~ 1.5 cm，大多数寄生于细胞外，常平行呈鱼群状排列，涂片阳性率为 30% ~ 50%，阳性可作出初步诊断，但易出现假阳性或假阴性。特异性和敏感性均可能低于 50%。

2. 培养检查

杜克雷嗜血杆菌培养结果较可靠，且可做药敏试验，指导临床用药。常用培养基为 GCHgs 培养基和 MHHb 培养基，菌落 1 周后生长，菌落大小不同、色灰黄、凸起、粗糙，能在培养基上推动。可从菌落取材做革兰染色检查及生化试验（碱性磷酸盐、β 内酰胺酶、硝酸盐还原试验阳性，过氧化氢酶试验阴性，卟啉试验阴性）以进一步鉴定确定诊断。由于不同的菌株对营养的需求不同，有学者认为平行使用两种培养基，可提高分离率至 90%

以上。

3. 非培养检查

包括单克隆抗体免疫检测（免疫荧光法、免疫印迹试验和酶免疫试验）、DNA 探针、聚合酶链反应（PCR）等，对软下疳的诊断很有价值。

4. 药敏试验

因为已分离出许多耐药菌株，包括四环素、磺胺、青霉素、氨苄西林、氯霉素、卡那霉素，所以应根据药敏试验选择敏感抗生素。

另外，应做相应实验室检查除外梅毒（硬下疳）、生殖器疱疹和性病性淋巴肉芽肿及并发 HIV 感染。

五、诊断

（1）患者发病前有不洁性交史。
（2）潜伏期为 2～5 日，发病较急。
（3）表现为急性疼痛性生殖器溃疡，局部淋巴结肿大、化脓，形成横痃。
（4）直接涂片可检出杜克雷嗜血杆菌，阳性率为 30%～50%。
（5）细菌培养 1 周后可见到色灰黄、凸起、粗糙的菌落。
（6）组织病理可见溃疡下方有浅表带、中间带、深在带 3 个炎症带。

六、鉴别诊断

1. 梅毒硬下疳

潜伏期 3～4 周，损害质硬而不痛，分泌物暗视野检查可找到梅毒螺旋体，梅毒血清学试验阳性。

2. 腹股沟肉芽肿

由肉芽肿荚膜杆菌通过性交传染，表现为外阴部、腹股沟和肛周等处发生单个或多个皮下结节，破溃后呈牛肉色溃疡，易出血，伴明显疼痛。

七、治疗

不经治疗的自然病程可持续数月，小的病损可在 2～4 周内愈合。由于出现了对磺胺和四环素、氯霉素等耐药菌株，使软下疳的治疗有些困难。

1. 全身治疗

（1）大环内酯类抗生素，如红霉素、罗红霉素、阿奇霉素。
（2）头孢类抗生素，如头孢曲松钠、菌必妥、头孢哌酮、特灭菌。

2. 局部治疗

（1）未破溃的丘疹或结节，外用鱼石脂软膏。
（2）溃疡，先用 1∶5 000 高锰酸钾或 3% 过氧化氢冲洗，再外用莫匹罗星或夫西地酸软膏，因软下疳易于自身接种，应做好局部清洁消毒。
（3）淋巴脓肿应在远处正常皮肤穿刺入脓腔，抽吸脓液。

3. 合并 HIV 感染的处理

这类患者溃疡愈合更慢，疗程更长，短程治疗往往失败，应用 2 种以上抗生素联合用药。有条件时应从病灶中分离杜克雷嗜血杆菌做抗生素敏感试验。

治疗 3～7 日后，应对患者进行再次检查，若治疗有效，3 日内溃疡即有改善，7 日内溃疡即可见明显愈合，否则应考虑：诊断是否正确，是否同时合并其他 STDS 病原体感染；是否同时有 HIV 感染；杜克雷嗜血杆菌是否对抗生素耐药。通常溃疡愈合的时间与溃疡大小有关，较大的溃疡可能需要 2 周才能愈合。

八、注意事项

（1）因为软下疳的临床表现缺乏特异性，实验室检查特异性和敏感性均不高，所以软下疳的诊断应综合考虑。首先应排除生殖器溃疡中最常见的疾病。对缺乏相应实验室检查设备的地区，在排除其他性病的条件下，可给予试验治疗。

（2）杜克雷嗜血杆菌耐药性发展较快，注意选用敏感抗生素。

（3）软下疳患者的性伴侣如果在患者出现症状之前 10 日内，与患者有过性接触，无论有无此病的症状，都必须进行检查和治疗。

（4）在治愈前，应避免性生活在随诊期间，性生活应有防护（使用避孕套）。

（程　雪）

第七节　非淋菌性尿道炎

一、概况

非淋菌性尿道炎（NGU）是指由性接触传染的一种尿道炎，它在临床上有尿道炎的表现，但在尿道分泌物中查不到淋球菌。女性患本病时不仅有尿道的炎症，而且有子宫颈炎等生殖道的炎症，因此，仅称为尿道炎显得不够确切，而将其称为非特异性生殖道感染（NSGI）。患者在一次性接触中，可同时感染上淋球菌和沙眼衣原体，由于淋菌性尿道炎的潜伏期较短，平均在 3～5 日后即发病，而衣原体感染潜伏期较长，常为 1～3 周。因此，淋病治愈后，衣原体感染的潜伏期到了，开始发病，这种在淋病后出现的尿道炎，称为"淋病后尿道炎"（PGU），实际上是 NGU 的表现。

二、临床表现

NGU 好发于青年，25 岁以下约占 60%。男女均可发生，一般男性多于女性。患者多为未婚。潜伏期比淋病长，平均为 1～3 周。男性和女性 NGU 的症状有所不同。

（一）症状与体征

1. 男性主要临床表现

（1）尿痛：常表现为尿道口发痒、刺痛或烧灼感。时轻时重，但总体来说疼痛的程度比淋病为轻。

（2）有尿道分泌物和尿道红肿：NGU 时分泌物常为浆液性，较稀，量也较少。长时间不排尿或早晨首次排尿前可发现尿道分泌物结成的痂膜封住了尿道口（称为"糊口"）或污染了内裤。检查时尿道口有红肿。

（3）有些患者可无症状或症状不典型：有相当多的患者在初诊时易被漏诊。

2. 女性主要临床表现

女性患者的症状常表现得不特异和不明显，或无症状。当有尿道炎时，约50%的患者有尿急、尿频及排尿困难，但无尿痛症状或仅有轻微尿痛。检查尿道口可有潮红和肿胀，压迫尿道可有少量淡黄色分泌物。宫颈是女性主要感染部位，主要症状为黏液脓性宫颈内膜炎，表现为宫颈外翻、充血和水肿。用棉拭插入宫颈管后稍加转动，取出后肉眼可见拭子变为浅黄色。异位性充血和水肿也常发生，用拭子在鳞状和柱状上皮交界处转动会引起出血。因为衣原体和支原体不寄生于复层鳞状上皮，所以一般不引起阴道炎。

如母亲有衣原体感染，有35%～50%的新生儿通过产道时可发生眼部感染。主要症状为眼部的黏液脓性分泌物。如不及时治疗，可变成慢性。

（二）并发症

1. 男性非淋菌性尿道炎的并发症

（1）前列腺炎：多数患者开始时即为慢性表现。症状为排尿不适，有会阴部、腹股沟、股部、耻骨联合上部、腰背部的轻微疼痛或酸胀感。检查时前列腺呈不对称肿大、变硬或硬结。急性期排尿有较剧烈的疼痛感，并向尿道、阴囊和臀部方向放射。直肠有坠胀感。也可合并排尿困难和阴茎痛性勃起，少数伴发热或全身不适。直肠指检有前列腺肿大和压痛。尿中可出现透明丝状物或灰白色块状物。

（2）附睾炎：可分急性和慢性。急性非淋菌性附睾炎较少见，发生率约为1%，常与尿道的炎症同时存在，多为单侧性。表现为附睾肿大、变硬，输精管增粗、触痛，也可有阴囊水肿。发展为慢性时，附睾尾部可有硬结和精索增粗。常可因性生活过度和酗酒等诱因引起急性发作。附睾炎时血清抗体有明显增高，因此，血清学试验对附睾炎的诊断有较大意义。

（3）精囊精索炎：常与前列腺炎同时存在。前列腺精囊炎常可为患者首诊的症状。其临床表现与前列腺炎相似，同时有精液带血、射精痛和遗精次数增多等症状。直肠指检可发现前列腺上界两侧压痛、肿胀或有条索状物。精索炎时精索有肿胀变粗、压痛和结节出现。

（4）赖特（Reiter）综合征：患者同时有尿道炎、眼结膜炎和多发性对称性关节炎。部分患者有龟头和包皮内的浅表糜烂，边缘稍高，融合成多环状，称为环状龟头炎。受累的关节以膝、踝跖和肘为多见。关节病变可长达数月，偶尔并发心肌炎、胸膜炎和多发性神经炎，抽取关节渗出液有时可查出衣原体。血清中抗衣原体抗体滴度也有所升高。但赖特综合征可由多种原因引起，衣原体感染仅可能是其中之一。

2. 女性沙眼衣原体感染的并发症

（1）急性盆腔炎或慢性盆腔炎：急性盆腔炎时表现为发热、头痛、食欲不振和下腹部疼痛，可伴有腹胀、恶心和呕吐等消化道症状。检查时下腹部有压痛和反跳痛，子宫体有压痛和活动度受限，宫体两侧有压痛，有时可扪及肿物。慢性盆腔炎时全身症状多不明显，主要表现为下腹部坠胀感和疼痛、腰酸和白带增多等。卵巢功能受影响时有月经不调。子宫内膜炎时可使月经量增多、经期延长或缩短和下腹部钝痛。子宫体活动受限，一侧或两侧输卵管增粗呈条索状，有时可扪及囊性肿物，周围有压痛。反复发作可导致输卵管阻塞而出现不孕和异位妊娠、流产、早产和死胎等。

（2）前庭大腺炎：在小阴唇和处女膜间的腺体开口处出现潮红、水肿和局部疼痛。严重时可出现脓肿。慢性反复发作可形成囊肿，检查时可触及肿大的腺管及腺体。

（3）直肠炎：患者可有肛门瘙痒、疼痛及黏液性分泌物。在国外多见于男性同性恋患者，在国内可能是由于病原体的分泌物从泌尿生殖道感染肛门所致。

（4）肝周炎：是由沙眼衣原体引起的肝脏表面和邻近腹膜的局限性纤维性炎症，引起肝和膈肌粘连，致使右上腹疼痛。临床上主要表现为发热、盆腔痛和肝区痛。

三、诊断与鉴别诊断

对 NGU 的诊断，应考虑患者有无婚外性接触史、潜伏期长短以及临床表现是否符合 NGU 的表现等。要注意有相当部分患者可无症状。患者分泌物涂片和培养应排除淋球菌，但作为临床诊断，男性患者一般仅要求在革兰染色的涂片中，用油镜检查平均每视野有 5 个以上多形核白细胞即有诊断意义。男性患者无明显的分泌物时，可取 10～15 mL 清晨首次尿或间隔 2～3 小时后的尿进行离心，取沉淀物进行检查，在高倍镜（400 倍）视野下每视野平均有多于 15 个多形核白细胞有诊断意义。或者男性患者小于 60 岁，无肾脏疾病、膀胱感染、前列腺炎或尿道损伤，但尿白细胞脂酶试验阳性也可诊断为 NGU。女性宫颈黏液脓性分泌物、黄色，在油镜（1 000 倍）下平均每视野多形核白细胞 >10 个有诊断意义（但应除外滴虫感染）。

在 NGU 的鉴别诊断中，首先应和淋菌性尿道炎相鉴别。有学者曾比较了 214 例男性 NGU 和 185 例男性淋菌性尿道炎（GU）的临床表现，发现同一患者中，若有分泌物和尿痛两种症状同时存在则可能是淋病，而单独存在两种症状之一者则更像是 NCG。两种分泌物的性状和量也明显不同，淋菌性尿道炎的分泌物多为脓性，分泌物量也多，稍挤压尿道或脓液自发流出的占 84.5%，而 NGU 时，分泌物较少，需用力挤压尿道才有分泌物者占 58%，分泌物的性状也多为浆液性。约 19% 的患者无分泌物。但两者的最终鉴别应通过实验室检查。

四、治疗

由衣原体和支原体引起的 NGU 如不积极治疗，症状可持续数月，并有发生并发症的可能。因此，该病一旦确诊，宜立即进行治疗。不少抗生素对 NGU 有效。目前常用的治疗方案有以下几种。

（1）多西环素 100 mg，口服，每日 2 次，连续 7 日。

（2）阿奇霉素 1 g，口服，单次给药。

（3）红霉素 500 mg，口服，每日 4 次，连续 7 日。

（4）琥乙红霉素 800 mg，口服，每日 4 次，连续 7 日。

（5）氧氟沙星 300 mg，口服，每日 2 次，连续 7 日。

（6）米诺霉素 100 mg，口服，每日 2 次，连续 10 日。

如患者不能耐受大剂量红霉素时可将红霉素改为 250 mg，将琥乙红霉素改为 400 mg，口服，每日 4 次，共 14 日。

新生儿患衣原体眼结膜炎时，可用红霉素干糖浆粉剂。剂量每日为 30～50 mg/kg，分 4 次口服，连服 2 周。如有效，再延长 1～2 周。用 0.5% 红霉素眼膏，出生后立即涂眼，有预防衣原体感染的作用。

对患者的性伴侣也应进行性病的检查和治疗。

由于目前耐青霉素淋球菌菌株流行以及 45% 的淋病患者可同时感染衣原体，加上目前尚缺乏快速、可靠和廉价的检查衣原体的方法，故美国疾病控制中心推荐采用头孢曲松（250 mg，1 次肌内注射）和多西环素（100 mg，口服，每日 2 次，连服 7 日）联合治疗淋病和衣原体的混合感染。

因为支原体对磺胺和利福平有低度耐药性，所以很少用来治疗 NGU 患者。头孢菌素对沙眼衣原体无效，所以也不用。链霉素和大观霉素对支原体有效而对衣原体作用不大，因此，除非已明确病原学诊断，否则也很少使用。青霉素对本病无效。

如果患者虽经治疗但症状持续存在或症状消失后又出现，最可能的原因是其性伴侣未经治疗，发生再感染，或者是由于引起尿道炎的不常见的原因的存在。应劝告患者复诊以查明原因。目前已发现有少数对多西环素有耐药性的支原体。

治愈的标准是患者的自觉症状消失，无尿道分泌物，尿沉淀无白细胞，碘染色的细胞涂片也未见衣原体的包涵体。在判愈时，一般可不做病原体检查。NGU 经治疗后预后良好，症状消失，无任何后遗症。

五、预防

NGU 是一种性病，预防的原则和其他性病是一致的。

（1）性病是一种社会性很强的疾病，要广泛开展性病的防治宣传，把 NGU 的定义、症状、危害性和防治方法等告知群众。加强社会主义精神文明建设，对青少年开展"四有"（有理想、有道德、有文化、有纪律）教育，对重点人群开展"四自"（自尊、自爱、自重、自强）教育。

（2）及时发现患者。对高危人群进行筛查，对性活跃的年轻妇女通过妇科检查和计划生育门诊等发现无症状的感染者。

（3）对患者坚持正规治疗，及时控制传染源，防止出现并发症。在完成治疗后应去医院复查。

（4）对性伴侣也应做检查和治疗，在患者和性伴侣彻底治愈之前避免发生性接触。

（5）如症状持续存在或症状消失后又复发，应立即去医院检查。

（6）推广使用避孕套等隔膜性工具。

（卢艳美）

参考文献

［1］ 朱学骏，顾有守，王京．实用皮肤病性病治疗学［M］．北京：北京大学医学出版社，2017．

［2］ 安国芝．皮肤病诊疗与自我康复［M］．北京：化学工业出版社，2015．

［3］ 李慎秋，陈兴平，周礼义．皮肤病性病诊疗指南［M］．3 版．北京：科学出版社，2017．

［4］ 项蕾红，周展超．皮肤美容激光治疗原理与技术［M］．北京：人民卫生出版社，2014．

［5］ 沈冬，王煜明．皮肤瘙痒防治百问［M］．北京：金盾出版社，2016．

［6］ 刘洪普，刘翠杰．实用基层医生皮肤性病科诊疗手册［M］．郑州：郑州大学出版社，2010．

［7］ 晋红中，朱学骏．简明皮肤病手册［M］．北京：人民卫生出版社，2016．

［8］ 欧阳恒，杨志波．白癜风诊断与治疗［M］．3 版．北京：人民军医出版社，2013．

［9］ 刘贞富．皮肤性病诊断与治疗［M］．武汉：湖北科学技术出版社，2016．

［10］ 常建民．色素减退性皮肤病［M］．北京：人民军医出版社，2014．

［11］ 高东明，张莉．皮肤、感觉器官与神经系统［M］．北京：科学出版社，2016．

［12］ 赵辨．中国临床皮肤病学［M］．2 版．南京：江苏凤凰科学技术出版社，2017．

［13］ 李邻峰．皮肤病安全用药手册［M］．北京：科学出版社，2015．

［14］ 李承存．实用烧伤整形外科学［M］．北京：世界图书出版公司，2012．

［15］ 杨蓉娅，戴耕武，潘宁．皮肤外科学［M］．北京：科学出版社，2015．

［16］ 张建中．皮肤性病学［M］．北京：人民卫生出版社，2015．

［17］ 单士军．皮肤性病病理诊断［M］．北京：人民卫生出版社，2015．

［18］ 高兴华．白癜风诊疗高兴华2017观点［M］．北京：科学技术文献出版社，2017．

［19］ 马振友，张建中，郑怀林．中国皮肤科学史［M］．北京：北京科学技术出版社，2015．

［20］ 林蕾，侯慧茹，方丽霖．美容皮肤治疗技术［M］．武汉：华中科技大学出版社，2017．